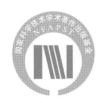

国家科学技术学术著作出版基金资助项目

Rectal Cancer Surgery
Based on Functional Total Mesorectal Excision

功能性全直肠系膜切除的直肠肿瘤手术学

郑勇斌 ◎ 主 编

华中科技大学出版社
http://press.hust.edu.cn
中国·武汉

内 容 简 介

本书共分为十章,主要介绍了直肠及其周围组织的胚胎发育、局部解剖,功能性全直肠系膜切除术的内涵与理论体系的形成、标准化操作流程、临床应用、围手术期护理,功能评估的方法,盆腔自主神经切除后的治疗等内容。

本书可作为胃肠外科医生的学习参考书,也可供外科医生规范化培训使用。

图书在版编目(CIP)数据

功能性全直肠系膜切除的直肠肿瘤手术学/郑勇斌主编.—武汉:华中科技大学出版社,
2024.4
ISBN 978-7-5772-0763-6

Ⅰ.①功… Ⅱ.①郑… Ⅲ.①直肠肿瘤-外科手术 Ⅳ.①R735.3

中国国家版本馆 CIP 数据核字(2024)第 088184 号

功能性全直肠系膜切除的直肠肿瘤手术学 郑勇斌 主编
Gongnengxing Quanzhichang Ximo Qiechu de Zhichang Zhongliu Shoushuxue

策划编辑:蔡秀芳
责任编辑:余 琼
封面设计:清格印象
责任校对:林宇婕
责任监印:周治超
出版发行:华中科技大学出版社(中国·武汉)   电话:(027)81321913
         武汉市东湖新技术开发区华工科技园   邮编:430223
录   排:华中科技大学惠友文印中心
印   刷:湖北新华印务有限公司
开   本:787mm×1092mm 1/16
印   张:11.5
字   数:185 千字
版   次:2024 年 4 月第 1 版第 1 次印刷
定   价:98.00 元

主 编 简 介

郑勇斌，医学博士，肯塔基大学（University of Kentucky）访问学者，武汉大学人民医院医疗名家。现任武汉大学人民医院胃肠外科主任，主任医师，外科学博士研究生导师。

长期在武汉大学人民医院胃肠外科从事医疗、教学、科研及相关管理工作。曾获得武汉大学人民医院"医疗名家"荣誉称号，多次获评医院先进个人、优秀共产党员及优秀医务工作者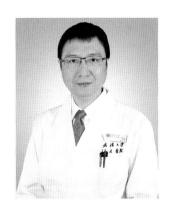

等。主要研究领域为胃肠道肿瘤的基础与临床研究。擅长胃肠道肿瘤的微创及规范治疗，精通标准的胃癌根治术，胃肠道间质瘤的常规和腹腔镜手术，双镜联合小胃癌和微小胃癌的微创手术，常规和腹腔镜下结肠、直肠癌根治术等，手术完成数量与质量均达到国内领先水平，形成了具有个人特色的规范化、条理化的胃肠道肿瘤腹腔镜与机器人根治术的操作流程与协作团队等，并多次受邀在各大学术会议上进行演讲与手术展示。近年来，创建了牵开式吻合器痔上黏膜环切术（PPH），开展了经括约肌间切除术（ISR）＋经肛全直肠系膜切除术（TaTME）在低位与超低位直肠癌的保肛手术中的应用，在超低位直肠癌极限保肛手术与盆腔自主神经的功能保护研究中取得了较多的经验与成果。在国内外首次提出了功能性全直肠系膜切除术，采用这种手术方式的患者术后泌尿、生殖功能保全程度及疗效获得了业内同行的认可。

现为中国经自然腔道取标本手术（Natural Orifice Specimen Extraction Surgery，NOSES）联盟湖北分会副理事长，中国医师协会肛肠医师分会第五届委员会委员，中国医师协会结直肠肿瘤专业委员会第一届委员会并发症管理专业委员会委员，中国研究型医院学会微创外科学专业委员会（第二届）委员，中国研究型医院学会数字医学临床外科专业委员会数字化微创学组委员，中国医药教育协会消化道疾病专业委员会委员，中国成人教育协会医学继续教育专业委员会消化外科委员会委员，湖北省微循环学会功能性胃肠外科专业委员会主

前　言

　　结直肠癌作为一种常见的消化道恶性肿瘤,在全世界范围内严重威胁着人类的健康。近年来,中国结直肠癌发病率和死亡率呈现上升趋势,仅 2020 年全年,中国新发病例约为 55.5 万例,相当于每天近 1500 人被诊断为结直肠癌,其中直肠癌占比过半。

　　针对直肠癌患者,目前采取多措施并举的综合治疗模式。外科手术是治疗直肠癌的基础与核心。直肠癌手术具有操作空间狭小、血管神经走行复杂、周边重要脏器多、总体手术难度较大的特点。一百多年来,全世界的医学家们前赴后继,不断探索与革新着直肠癌根治术,以期降低局部复发率,提高患者生存率。从 1908 年 Miles 提出经腹会阴联合切除术(APR),到 1923 年 Henri Hartmann 提出保留括约肌手术,再到 1948 年 Dixon 提出保肛手术,直到 1982 年 Heald 提出全直肠系膜切除术(TME),并以此作为直肠癌手术的金标准以来,直肠癌患者术后局部复发率降至 5%～8%,术后生存率也显著提高。然而,随着社会经济的发展与患者远期生存率的提高,对于直肠癌,人们不仅仅要求根治和长期生存,还越来越关注患者术后的生理功能和生活质量,使得直肠癌术后泌尿、生殖功能的恢复成为医生和患者共同关注的问题。因此,改善直肠癌患者术后生活质量与肿瘤根治逐渐变得同等重要。

　　在保证肿瘤根治的前提下,最大限度地保留盆腔自主神经,进而保证患者术后的生活质量成为现代结直肠外科发展的趋势。自 1983 年土屋周二首次提出盆腔自主神经保留术(PANP),到 1991 年 Enker 等将 TME 和 PANP 结合起来应用于直肠癌根治术中,PANP 至今已被广泛应用 40 多年。PANP 的应用总体上使患者术后排尿和性功能障碍发生率有一定程度的降低,但仍有 30% 左右的患者术后出现泌尿、生殖功能障碍。究其原因,PANP 更多地强调保留解剖学意义上的盆腔自主神经(PAN),但 PAN 的功能实则在术中或术后受到了不同程度的影响。随着腹腔镜技术的不断成熟,直肠癌 PANP 又得到了进一步的发展,腹腔镜下 TME 的优势凸显,表现出较高的安全性,具有创伤小、恢复快,且远期生存率与传统开腹手术相当的特点。这是因为腹腔镜可抵达狭窄的小骨盆,并对局部视野具有放大作用,更利于识别与保留 PAN。然而,术中器械对神经的钳夹、牵拉,神经周围的热传导损伤,与神经伴行的血管受损,神经周围的脂肪受损等仍是直肠癌患者术后泌尿、生殖功能无法显著改善的原因所在。

显然,单纯依赖手术硬件设施的迭代,还无法有效缓解直肠癌患者术后出现的泌尿、生殖功能障碍的尴尬局面。但腹腔镜技术为我们精准识别临床手术层面,进行胚胎学与局部解剖学相结合的研究,开启了一扇窗,使我们能够清晰窥见直肠周围筋膜的解剖层次、脉管走行,以及 PAN 的位置与分布,有利于寻找并探索出更加安全的手术操作平面,并开展功能性全直肠系膜切除的直肠肿瘤手术学研究,以期减少直肠癌术中对自主神经及其周围组织的损伤,在保证直肠肿瘤根治的前提下,最大限度地保存患者的泌尿、生殖功能,从而提高患者术后的生活质量。我们正是基于上述研究基础与大量手术资料,结合前人的研究成果与同行的交流心得,着力组织编写了《功能性全直肠系膜切除的直肠肿瘤手术学》,以造福更多的患者。

本书基于直肠及其周围组织的胚胎学发育基础,对局部解剖及手术层面进行了研究,并重点探讨了功能性 TME 的内涵与理论体系的形成,规范了功能性 TME 的标准化操作流程,最后结合实际工作与临床研究,探讨了功能性 TME 的临床应用。本书精选了部分典型病案,生动地阐述了功能性 TME 的最新研究进展。本书共 10 章,内容翔实、结构清晰,希望对各位同道的临床实践有所帮助。

本书出版之际,谨向在本书编写过程中提供帮助的专家和教授表示衷心的感谢,同时,感谢华中科技大学出版社对本书编写工作的大力支持。

由于编者学识和水平的限制,疏漏与不足之处在所难免,希望广大读者不吝批评指正。

编 者

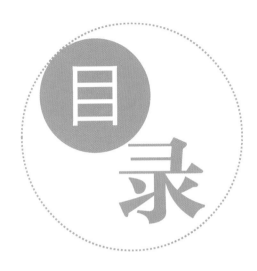

第一章

引言

第一节 直肠癌概述

一、流行病学

根据世界卫生组织国际癌症研究机构(IARC)发布的全球最新癌症负担估计数据,2022 年全球新增癌症病例约 2000 万例,死亡病例约 970 万例。预计到 2050 年,全球新发癌症病例将超过 3500 万例。其中,结直肠癌(colorectal cancer,CRC)的发病率、死亡率均较过去明显提升,CRC 带来的健康威胁日趋严重。据 2020 年全球癌症统计数据,我国 CRC 新发病例约为 55.5 万例,居恶性肿瘤第三位,死亡率为 12.0/10 万。我国直肠癌(rectal cancer,RC)发病率与结肠癌发病率的比例接近 1∶1;低位 RC 所占比例高,占 RC 的 60%～75%。近年来,青年人患 RC 的占比呈逐年升高趋势。国家癌症中心统计数据显示,我国 CRC 新发病例占所有新发恶性肿瘤病例的 9.9%。不同地域 CRC 发病率不同,城市发病率为 33.5/10 万,农村为 21.4/10 万,城市远高于农村。另外,在东部、中部、西部三大地区,发病率有明显差异,东部地区发病率(24.8/10 万)明显高于中部(19.1/10 万)和西部地区(19.8/10 万)。CRC 死亡率在不同地域也不尽相同,城市死亡率为 16.1/10 万,明显高于农村的 10.5/10 万。另外,东部地区 CRC 死亡率(15.7/10 万)明显高于中部(12.5/10 万)和西部地区(12.2/10万)。

二、病因与发病机制

RC 的确切病因不清,可能与饮食、环境、遗传、精神等因素相关,是遗传、环境和生活方式等多方面因素共同作用的结果。研究表明:保持健康生活方式,针对不同性别、年龄、遗传因素的人群进行健康体格检查、肿瘤筛查、癌前病变处理,可有效降低 RC 的发病率和死亡率。

(一)饮食与环境因素

高蛋白、高脂肪、低纤维素饮食结构可促进 RC 的发生。而高纤维素饮食,摄入 B 族维生素、维生素 C、维生素 D、维生素 E 及微量元素,高钙饮食及植物饮食可降低 RC 的发病风险。

(二)遗传因素

20%～30%的 CRC 与遗传因素密切相关,主要为遗传性非息肉病性结直肠癌(HNPCC,又称为林奇综合征)和家族性腺瘤性息肉病(FAP),二者均为常染色体显性遗传病,致病基因分别为错配修复(MMR)基因和 APC 基因。

(三)癌前病变

癌前病变包括溃疡性结肠炎、克罗恩病和直肠息肉等。

(四)分子生物学因素

根据现有资料,CRC 发病是一个多因素、多阶段和多基因调控协同作用的过程,癌基因和抑癌基因的表达失调是其分子基础。主要涉及的基因改变有 APC 和 MCC 基因突变、MMR 基因失活、KRAS 基因突变、抑癌基因 DCC 缺失、抑癌基因 p53 突变与缺失,以及 NM23 基因改变等。正常直肠黏膜向 CRC 演变过程中,经历上皮增生、早期腺瘤、中期腺瘤、晚期腺瘤和癌变等阶段,由多种基因调控网络失调、表观遗传学改变以及多种通路改变促成。

(五)药物与心理精神因素

长期小剂量服用阿司匹林可降低大肠癌的发病率。心理精神因素对大肠

癌的发生、发展有重大影响,长期精神压抑和不良情绪为 CRC 发病的危险
因素。

三、病理与分期

(一) 组织学类型

(1) 腺癌,非特殊型。

(2) 腺癌,特殊型,包括黏液腺癌、印戒细胞癌、锯齿状腺癌、微乳头状癌、髓
样癌、筛状粉刺型腺癌。

(3) 腺鳞癌。

(4) 鳞状细胞癌。

(5) 梭形细胞癌或肉瘤样癌。

(6) 未分化癌。

(7) 其他特殊类型。

(8) 癌,不能确定类型。

(二) 美国癌症联合会(AJCC)TNM 分期(第八版)

1. 原发肿瘤(T)

T_x:原发肿瘤无法评估。

T_0:无原发肿瘤证据。

T_{is}:原位癌,黏膜内癌(累及固有层或黏膜肌层)。

T_1:肿瘤浸润黏膜下层。

T_2:肿瘤浸润固有肌层。

T_3:肿瘤浸透固有肌层至肠周组织。

T_{4a}:肿瘤浸透脏层腹膜(包括肿瘤导致的肠穿孔,肿瘤炎症区域侵及浆膜)。

T_{4b}:肿瘤直接侵犯或粘连其他器官或结构。

注:T_4 包括肿瘤穿透浆膜并侵犯另段肠管,或无浆膜覆盖处直接侵犯邻近
器官或结构(如直肠下段侵犯前列腺等);肉眼可见与其他组织结构粘连者的 T
分期以镜下浸润最深处为准。

2. 区域淋巴结(N)

N_x：淋巴结转移无法评估。

N_0：无区域淋巴结转移。

N_{1a}：1个区域淋巴结转移。

N_{1b}：2～3个区域淋巴结转移。

N_{1c}：肿瘤沉积于浆膜下、肠系膜或非腹膜被覆的结肠周或直肠周组织，不伴区域淋巴结转移。

N_{2a}：4～6个区域淋巴结转移。

N_{2b}：7个或以上区域淋巴结转移。

3. 远处转移(M)

M_x：远处转移无法评估。

M_0：无远处转移。

M_1：有远处转移。

M_{1a}：1个器官或部位转移，无腹膜转移。

M_{1b}：2个或以上器官或部位转移，无腹膜转移。

M_{1c}：腹膜表面转移，伴或不伴其他器官或部位转移。

CRC分期系统对应表如表1-1所示。

表1-1　CRC分期系统对应表

期别	T	N	M	Dukes分期	MAC分期
0	T_{is}	N_0	M_0	A	
Ⅰ	T_1	N_0	M_0	A	A
	T_2	N_0	M_0	B	B
ⅡA	T_3	N_0	M_0	B	B2
ⅡB	T_{4a}	N_0	M_0	B	B2
ⅡC	T_{4b}	N_0	M_0	C	B3
ⅢA	$T_{1\sim2}$	N_1/N_{1c}	M_0	C	C
	T_1	N_{2a}	M_0	C	C
ⅢB	$T_{3\sim4a}$	N_1/N_{1c}	M_0	C	C2
	$T_{2\sim3}$	N_{2a}	M_0	C	C1/C2
	$T_{1\sim2}$	N_{2b}	M_0	C	C
ⅢC	T_{4a}	N_{2a}	M_0	C	C2

续表

期别	T	N	M	Dukes 分期	MAC 分期
	$T_{3\sim4a}$	N_{2b}	M_0	C	C2
	T_{4b}	$N_{1\sim2}$	M_0	C	C3
ⅣA	任何 T	任何 N	M_{1a}		
ⅣB	任何 T	任何 N	M_{1b}		
ⅣC	任何 T	任何 N	M_{1c}		

四、分型与预后

(一)进展期直肠癌的大体类型

1. 隆起型　凡肿瘤的主体向肠腔内突出者,均属本型。

2. 溃疡型　肿瘤形成深达或贯穿肌层的溃疡者,均属此型。

3. 浸润型　肿瘤向肠壁各层弥漫浸润,使局部肠壁增厚,但表面常无明显溃疡或隆起。

(二)基于发生发展关键通路的分子分型

(1) 染色体不稳定(chromosome instability,CIN)。

(2) 微卫星不稳定(microsatellite instability,MSI)。

(3) CpG 岛甲基化表型(CpG island methylator phenotype,CIMP)。

(三)基于高通量技术的分子分型

1. 共识分子亚型(CMS)分型

(1) 微卫星稳定(MSS)免疫活化型(CMS1),占 14%,表现为超突变、MSS和免疫高度活化,常见于女性右半结肠,BRAF 基因突变高发,患者复发后生存率很低。

(2) 经典肠癌型(CMS2),占 37%,表现为上皮细胞活化、Wnt 和 Myc 信号通路显著激活,主要见于左半结肠,患者复发后生存率高。

(3) 代谢型(CMS3),占 13%,有明显代谢紊乱,KRAS 基因突变高发。

（4）间质型（CMS4），占 23%，表现为转化生长因子-β（TGF-β）显著激活、间质浸润和血管新生，总生存率和无复发生存率最低。

（5）混合型，即不能用 CMS 归类，占 13%。

2．基因模块分型

（1）表面隐窝样（A 型）：CRC 锯齿形、乳头状占优势，患者预后较好。

（2）下隐窝样（B 型）：CRC 复杂管状较常见，患者预后较好。

（3）高 CIMP 样（C 型）：MSI 和 BRAF 基因突变，多发于右半结肠，患者预后较差、生存期较短。

（4）间质样（D 型）：BRAF 基因突变高发，患者预后差、生存期短。

（5）混合型（E 型）。

3．结肠隐窝细胞分型

（1）杯状细胞样型：杯状细胞特异性基因 MUC2 和 TFF3 高表达。

（2）肠黏膜细胞型：肠黏膜细胞相关基因高表达。

（3）干细胞型：Wnt 信号转导靶向基因和干细胞基因高表达。

（4）炎症型：趋化因子和干扰素相关基因高表达。

（5）移行扩增型：MSS 高度富集。

其中，杯状细胞样型和移行扩增型患者预后良好，提示术后无须化疗。干细胞型和炎症型患者预后较差，但对 FOLFIRI 化疗敏感。移行扩增型根据对西妥昔单抗的敏感性可分为西妥昔单抗敏感型和西妥昔单抗耐药型，后者预后较差。

4．非监测聚类分型——癌亚型（CCS）

（1）CCS1：表现为 CIN，富含 KRAS，p53 基因突变，多发于左侧结肠。

（2）CCS2：表现为 MSI，多发于右侧结肠。

（3）CCS3：表现为 MSS，CIMP 阳性肿瘤较多，与锯齿状腺瘤高度相关。患者预后明显较差，对抗 EGFR 疗法反应不佳。

5．无监管共识层次聚类分型

（1）免疫系统下调型（C1）：CIN 频率高。

（2）错配修复（MMR）基因缺失型（C2）：免疫系统和细胞生长途径上调。

（3）KRAS 基因突变型（C3）。

（4）肿瘤干细胞型（C4）：主要表现为 CIMP 阳性和 BRAF 基因突变。

（5）Wnt信号上调型（C5）：CIN频率高。

（6）CIN正常型（C6）。

6．交互式非负矩阵分解分型

（1）亚型1：上皮间质转化（EMT）相关途径激活。

（2）亚型2：MSS富集，上皮相关基因上调。

7．肿瘤生物学标志物分型

（1）A型：存在错配修复缺陷（dMMR），富含BRAF基因突变和MSI，患者预后最佳。

（2）B型：MSS高度富集，患者化疗效果好。

（3）C型：EMT相关基因高表达，患者耐受化疗。

五、临床表现

早期RC患者可无明显症状，病情发展到一定程度可出现下列表现：①排便习惯改变。②大便性状改变（变细、血便、黏液便等）。③腹痛或腹部不适。④腹部肿块。⑤肠梗阻相关症状。⑥全身症状，如贫血、消瘦、乏力、低热等。

六、辅助检查与诊断

（一）体格检查

1．一般状况评价　了解全身浅表淋巴结特别是腹股沟及锁骨上淋巴结的情况。

2．腹部检查　①视诊和触诊：检查有无肠型、肠蠕动波，腹部是否可触及肿块。②叩诊及听诊：了解有无移动性浊音及肠鸣音异常。

3．直肠指检　疑似RC患者必须常规行直肠指检。了解直肠肿瘤大小、形状、质地、占肠壁周径的比例、基底部活动度、下缘与肛缘的距离、向肠外浸润情况、与周围器官的关系等。同时观察指套有无染血。

4．三合诊　对女性RC患者，如怀疑肿瘤侵犯阴道壁，推荐行三合诊，以了解肿块与阴道后壁的关系。

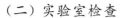

（二）实验室检查

（1）血常规：了解有无贫血。

（2）尿常规：观察有无血尿，结合泌尿系统影像学检查了解肿瘤是否侵犯泌尿系统。

（3）大便常规：注意有无红细胞、白细胞。

（4）大便隐血试验：对消化道少量出血的诊断有重要价值。

（5）血生化、电解质及肝肾功能。

（6）肿瘤标志物检测：RC患者在诊断和治疗前、评价疗效和随访时必须检测外周血癌胚抗原（CEA）、糖类抗原19-9（CA19-9）；有肝转移的患者建议检测甲胎蛋白；疑有腹膜、卵巢转移的患者建议检测糖类抗原125（CA125）。

（三）内镜检查

（1）直肠镜和乙状结肠镜适用于病变位置较低的结直肠病变。

（2）疑似RC患者均推荐行全结肠镜检查，但以下情况除外。

①一般状况不佳，难以耐受。

②急性腹膜炎、肠穿孔、腹腔内广泛粘连。

③肛周或严重肠道感染。

（3）内镜检查报告必须包括进镜深度，肿物大小、下缘与肛缘的距离、形态、局部浸润的范围，对可疑病变必须行活检。由于结肠肠管在检查时可能出现皱缩，因此内镜下所见肿物下缘与肛缘的距离可能存在误差，建议结合CT、MRI或钡剂灌肠明确病灶部位。

（四）影像学检查

（1）CT：推荐行胸部＋全腹＋盆腔CT增强扫描，用于以下几个方面。

①判断RC TNM分期。

②随访中筛查RC吻合口复发及远处转移。

③评估RC原发灶及转移瘤的新辅助治疗、转化治疗的效果。

④鉴别钡剂灌肠或内镜发现的肠壁内和外在性压迫性病变的内部结构，明确其性质。

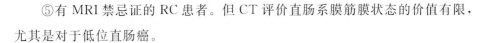

⑤有 MRI 禁忌证的 RC 患者。但 CT 评价直肠系膜筋膜状态的价值有限，尤其是对于低位直肠癌。

（2）MRI。

①推荐 MRI 作为 RC 常规检查项目。对于局部进展期 RC 患者，需在新辅助治疗前后分别行基线和术前 MRI 检查，以评价新辅助治疗的效果。如无禁忌证，建议 RC 患者行 MRI 检查前肌注山莨菪碱抑制肠蠕动；建议行非抑脂、小视野轴位高分辨率 T2 加权成像（T2WI）；推荐行磁共振弥散加权成像（DWI），尤其是对于新辅助治疗后的 RC 患者；对于有 MRI 禁忌证的 RC 患者，可行 CT 增强扫描。

②临床或超声、CT 检查怀疑肝转移时，推荐行肝脏 MRI 增强成像（建议结合使用肝细胞特异性造影剂钆塞酸二钠）。

（3）超声检查：推荐直肠腔内超声用于早期直肠癌（T_2 期及以下）分期诊断。

（4）X 线检查：推荐气钡双重 X 线造影作为诊断 RC 的方法，但不能用于 RC 分期。疑有结肠梗阻的患者应谨慎选择。

（5）PET-CT：不推荐常规使用，但对于病情复杂、常规检查无法明确诊断的患者可作为有效的辅助检查手段。术前检查提示为 Ⅲ 期以上的 RC，为了解有无远处转移，可推荐使用。

（6）排泄性尿路造影：不推荐术前常规应用，仅适用于肿瘤较大且可能侵及尿路的患者。

第二节　直肠癌的治疗现状与进展

一、直肠癌多学科综合诊疗

肿瘤是一种全身性疾病。肿瘤患者既需要局部干预，也需要全身治疗，同时还需要心理支持。近年来，随着对肿瘤发病机制研究的深入以及精准医学理念的提出，综合治疗已成为肿瘤诊疗领域的发展趋势。中国抗癌协会推荐将多学科诊疗（MDT）模式升级为以手术为主的多学科综合诊疗（MDT to HIM）模式，并将其应用到直肠癌的治疗中。"MDT to HIM"模式即以患者为中心，由结直肠外科/胃肠外科、肝脏外科、肿瘤内科、放疗科、放射科和超声影像科及其他相关专业有一定资质的医生组成综合诊疗团队，定时、定点对患者一般状况、疾病分期、疾病发展及预后做出全面评估，并根据当前国内外治疗规范和指南，制订并实施最适合、最优化的个体诊疗方案。"MDT to HIM"模式可有效提升直肠癌的诊疗水平。第一，该模式可针对性地为患者制订最佳治疗方案；第二，该模式可避免过度诊疗和误诊误治，使患者获益最大化；第三，该模式可稳定患者情绪，提高患者对治疗方案的依从性；第四，该模式可缩短患者治疗等待时间，改善预后。特别是针对病情复杂以及治疗方向不明的患者，"MDT to HIM"模式具有突出的优势。

二、直肠癌手术治疗

直肠癌根治术应遵循肿瘤功能外科、损伤效益比及无菌无瘤原则，推荐行全直肠系膜切除术（total mesorectal excision，TME），以切除病灶部位及所属区域淋巴结。随着以根治性手术切除为主的直肠癌"MDT to HIM"模式的发展与推广，直肠癌患者的长期生存率大幅提高。对于直肠癌，人们已不再只单纯地要求根治和长期生存，还开始关注术后的生理功能和生活质量，直肠癌术后的泌尿、生殖功能障碍成为困扰患者的共同问题。肿瘤根治与保全功能兼顾的直肠癌治疗理念已逐渐融入直肠外科手术，改善直肠癌术后患者生活质量与肿瘤根治逐渐变得同等重要。在保证直肠肿瘤根治的前提下，最大限度地保护盆腔自主神经进而保证患者术后的生活质量成为现代直肠外科发展的趋势。

针对非转移性直肠癌，治疗手段包括内镜治疗、外科手术治疗以及内科辅助治疗等。其中，直肠癌外科手术治疗方式包括局部切除术、直肠前切除术（Dixon 术）、经腹会阴联合切除术（Miles 术）、Hartmann 术、改良 Bacon 术、经括约肌间切除术（intersphincteric resection，ISR）、经自然腔道取标本手术（natural orifice specimen extraction surgery，NOSES）、经肛全直肠系膜切除术（transanal total mesorectal excision，TaTME）、侧方淋巴结清扫的直肠癌扩大根治术、联合脏器切除的直肠癌扩大根治术等。根据中国抗癌协会指南，直肠癌手术团队应有丰富的盆腔外科经验或在直肠专科医生指导下实施手术。如需扩大手术范围，应有泌尿外科、妇科和骨科等手术团队配合。

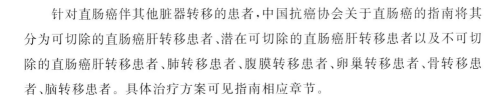

针对直肠癌伴其他脏器转移的患者,中国抗癌协会关于直肠癌的指南将其分为可切除的直肠癌肝转移患者、潜在可切除的直肠癌肝转移患者以及不可切除的直肠癌肝转移患者、肺转移患者、腹膜转移患者、卵巢转移患者、骨转移患者、脑转移患者。具体治疗方案可见指南相应章节。

三、直肠癌放疗与化疗

术前同步放化疗＋手术＋辅助化疗的治疗策略目前仍是中低位局部晚期直肠癌的标准治疗策略。术前行同步放化疗(新辅助放化疗),有助于器官保留,可获得更高的病理完全缓解率(pCR),并降低局部复发率,但可否降低远处转移率甚至提高长期生存率无定论。

四、直肠癌靶向治疗与免疫治疗

目前临床上可对确诊为复发或转移性直肠癌的患者进行肿瘤组织 KRAS、NRAS、BRAF 基因及微卫星状态检测,以指导肿瘤靶向治疗与免疫治疗。对复发或转移性直肠癌患者,常用靶向药物包括西妥昔单抗(推荐用于 KRAS、NRAS、BRAF 基因野生型患者)、贝伐珠单抗(推荐用于 RAS 基因突变型患者)等。对于 HER2 过表达者,推荐应用曲妥珠单抗＋拉帕替尼或曲妥珠单抗＋帕妥珠单抗,或参加临床研究进行治疗。免疫检查点抑制剂治疗直肠癌发展迅速,针对微卫星高度不稳定(MSI-H)/dMMR 患者,临床优先推荐应用 PD-1 抑制剂(帕博利珠单抗)。NTRK 基因融合者可考虑应用 NTRK 抑制剂。近年来,癌症疫苗、细胞因子治疗以及嵌合抗原受体 T 细胞(chimeric antigen receptor T cell,CAR-T 细胞)治疗方兴未艾。CAR-T 细胞疗法在血液恶性肿瘤研究中已取得突破性进展,但直肠癌等实体瘤缺乏肿瘤特异性抗原、肿瘤细胞间紧密连接和免疫抑制性肿瘤微环境,以及治疗不良反应等问题限制了CAR-T 细胞疗法在直肠癌中的应用。随着相关研究的不断深入和完善,CAR-T 细胞疗法等在直肠癌中可能具有广阔的临床应用前景,可为肿瘤患者的临床治疗带来新的方向。

五、直肠癌患者 ERAS 治疗进展

加速康复外科(enhanced recovery after surgery,ERAS)是指在围手术期应

用各种临床措施以减轻创伤应激、减少手术并发症,使患者能加速康复的新理念。ERAS 主要包括如下内容:①术前对患者及其家属的教育,告知手术的重要性、目的及配合要点;②更好地应用麻醉、镇痛、外科技术,减少不必要的医疗、护理措施,以减轻手术应激反应、疼痛等不适反应;③强化术后康复治疗,包括早期下床活动及早期肠内营养。国内外多项研究证实,ERAS 应用于直肠癌是安全有效的,其可明显减轻患者术后应激反应、加快身体机能的恢复、减少住院天数和医疗费用,且不增加并发症,并可改善肿瘤患者预后。因此,ERAS 理念与功能性 TME 的初衷不谋而合,即在保证肿瘤根治以及患者安全的前提下,在延长患者生存期的同时,尽力改善患者生活质量。

第三节　直肠癌手术的历史沿革

直肠癌的外科治疗可追溯至 18 世纪,当时由 Giovanni Morgagni 首次提出直肠切除术,随后法国 Jean Faget 医生于 1739 年首次在直肠癌患者中尝试应用该术式。1776 年,法国 Henry Pillore 首次为一名直肠癌伴肠梗阻的患者做了结肠造口术,但该患者在术后未能存活。直至 1826 年,Jacques Lisfranc 首次成功切除直肠肿瘤。然而,Lisfranc 所开展的手术只能切除可触及病变,且当时并没有麻醉及抗感染手段,尽管 Lisfranc 可以完成直肠切除,但患者需经历剧烈疼痛,且败血症的发生很常见,导致患者术后生存率极低。另外,由于 Lisfranc 施行的手术并未达到根治效果,患者在术后仍会出现直肠癌复发。

得益于手术平台和外科理念的进步,1907 年开始,英国 William Ernest Miles 首先进行了以根治为目的的直肠癌手术。在此之前,大多数直肠癌手术只是减状手术,患者术后易出现局部复发。1908 年,Miles 在《柳叶刀》期刊公开报道并提出根治性经腹会阴联合切除术(abdominoperineal resection,APR),该术式包括腹部结肠造口,切除直肠、乙状结肠及其供应血管,切除直肠系膜,切除髂总动脉分叉处的淋巴结,广泛的会阴切除,并切除肛提肌。Miles 在该根治术中首次引入淋巴结清扫概念,为结直肠癌扩大根治术提供了思路。在 Miles 报道的 12 例手术中,死亡率为 42%(5 例死亡),其中 7 例幸存者在一年内无肿瘤复发。尽管初期发病率和死亡率很高,但在他的研究报道中患者一年生存率为 58%,获得了那个时代外科界的认可,Miles 的手术成为当时直肠癌治疗的金标准。从此之后,直肠癌手术从减状手术迈入根治手术时代,开启了现代直肠外科之门。

与 Miles 同时代的 John Percy Lockhart-Mummery 通过对上百例直肠癌患者施行 APR 后发现,APR 在减少局部复发方面效果显著,但值得注意的是,在当时的医学条件下,APR 后患者死亡率仍然较高,特别是对 60 岁以上或伴随复杂合并症的患者来说风险很大。对此,人们尝试通过二期手术以降低手术死亡率。1912 年,William Mayo 用两次手术完成 APR,目的是通过分期手术来减少出血,即先进行结肠造口,游离直肠,然后几周后经会阴切除直肠。1915 年,Daniel Fiske Jones 采用相同的二期手术方式,将患者死亡率降至 18%。第二次世界大战后,随着输血和麻醉技术的改进,Miles 将直肠癌患者手术死亡率从 36% 降至 9%,幸存者中总复发率为 29.5%。复发率的显著降低和手术死亡率的可控使根治性 APR 成为直肠癌治疗的标准术式。同时,最初由 Miles 描述的一期手术,到 20 世纪 30 年代后期也逐步常规化。1939 年,Hugh 爵士发明了可调节的腿托。Oswald Lloyd Davies 则是第一个采用头低足高截石位进行根治性 APR 的外科医生。这些改进使得手术的速度和效率大大提高。

尽管 Miles 术(根治性 APR)在降低局部复发率方面效果突出,但许多外科医生认为 Miles 术可能过于激进,由于该术式对患者局部造成的损伤相对过大,同时伴随永久性结肠造口,这对患者的泌尿、生殖功能及社会心理方面不可避免造成较大创伤。Cuthbert-Dukes 认为 Miles 可能高估了直肠癌复发时向下和横向的扩散情况,他甚至观察到大多数淋巴结与原发肿瘤水平平行或接近。如此一来,也许可以避免很多向下的根治性切除。1923 年,Henri Hartmann 描述了他切除的两例高位直肠肿瘤病例,通过末端结肠造口,最终保留了远端直肠,失血量比 APR 少。Hartmann 表示:"这两例病例都平安无事。就如阑尾手术一样。"虽然这些患者的最终结果尚不清楚,但外科医生开始尝试不那么激进和保留括约肌的手术。

1948 年 5 月,梅奥诊所的普外科主任 Claude Dixon 在美国外科会议上介绍了近端直肠和远端乙状结肠肿瘤的修复性前切除术的结果。他的数据发表在当年的 *Annals of Surgery* 上。426 例手术中,只有 122 例有淋巴结受累。距离齿状线 16~20 cm、11~15 cm 和 6~10 cm 之间的不同标本情况无统计学差异,死亡率和 5 年生存率分别为 2.6% 和 64%。Dixon 的研究结果将直肠癌的焦点从激进的 APR 转移到保留更多括约肌的手术（被称为 Dixon 术）。Dixon 术后来也越来越多地用于中上段直肠癌的治疗，标志着直肠外科历史上直肠癌保肛手术的开始。

早在 1945 年，Harry Bacon 在当时没有吻合器的情况下，考虑到在腹部进行标本切除后不便于在腹部进行结直肠吻合，且直肠癌的淋巴转移存在向上和向两侧转移的特点，他将两侧肛提肌切断，清除两侧坐骨肛管淋巴脂肪组织，并将结肠经肛门拉出，待结肠与肛管完全愈合后再二期切除肛门外多余结肠。这种手术方式被命名为 Bacon 术。二十年后，Parks 医生尝试保留肛提肌及肛提肌平面下的解剖结构，在会阴部采用手工缝合的方法完成结肠与肛管吻合，避免了肛门外翻与括约肌损伤，也省去了二期切除多余结肠的麻烦。1977 年 Parks 医生再次报道了一种新的直肠切除方法——经括约肌间切除保肛术，经腹入路分离直肠到达盆底后，会阴部经肛门直视下从肿瘤下缘切开至肛门内、外括约肌之间，随后向上游离达肛提肌处与腹部会合。该术式在保留肛门外括约肌及部分肛门内括约肌，获得足够切缘的同时，较好地保留了控便能力。

到 20 世纪 70 年代后期，直肠癌根治术的无病 5 年生存率不超过 50%，局部复发率高达 20%。在局部复发病例中有高达 85% 的患者存在切缘阳性。Richard Heald 认为，直肠癌"最初更容易沿着活跃的淋巴和静脉流动区域扩散"，而直肠系膜筋膜是盆腔脏器（直肠及其系膜）与躯体的结构（自主神经丛）之间的无血管平面——神圣解剖平面（Holy plane），因为在这个平面有筋膜阻挡，肿瘤细胞难以通过。1982 年，Richard Heald 首次报道全直肠系膜切除术（total mesorectal excision，TME），在 Heald 报道的 112 例直肠癌根治性 TME 中，无病 5 年生存率达到 80%，局部复发率降至 4%。Heald 所提出的 TME，成为现代直肠癌手术的里程碑。

TME 将直肠癌根治术后局部复发率降低到 8% 以下，患者排尿功能及性功能也有部分改善，但 TME 后发生排尿和性功能障碍仍是难以解决的问题。多数患者在行直肠癌根治术后会出现不同程度的排尿和性功能障碍，与术中盆腔自主神经损伤密切相关，如何在保证肿瘤根治的前提下，最大限度地保护盆腔自主神经进而改善患者术后的生活质量是一个难题。最先在该领域探索并提出改进方法的为日本学者土屋周二，他于 1983 年提出盆腔自主神经保留术

(pelvic autonomic nerve preservation,PANP)。此后随着各国学者对盆腔自主神经解剖研究的深入及 PANP 的进一步开展,TME 逐渐融入 PANP 中。1991 年 Enker 等将 TME 和 PANP 结合起来(即 TME+PANP)应用于直肠癌根治术中,使患者术后排尿和性功能障碍发生率明显降低。

20 世纪 90 年代开始,结直肠恶性肿瘤领域开始引入腹腔镜技术,腹腔镜技术的应用不仅改变了外科手术结果,同时也改变了外科手术操作技巧,提高了外科医生手术能力,开阔了外科医生的视野。随着腹腔镜技术的不断成熟,直肠癌 PANP 得到进一步发展,国内外部分学者比较了腹腔镜和开腹 TME+PANP 的直肠癌根治术对患者术后泌尿、生殖功能的影响。一般认为,相比于开腹手术,腹腔镜手术可抵达狭窄的小骨盆,并对局部视野具有放大作用,手术医生可更清楚地观察到神经的结构及走向,从而更有利于识别与保护盆腔自主神经。多篇荟萃分析显示,腹腔镜下 TME+PANP 直肠癌根治术能有效保护患者术后的排尿和性功能,改善患者生活质量,相比于开腹手术,其具有较低的术后排尿和性功能障碍发生率。遗憾的是,近年大量的回顾性及前瞻性研究提示,尽管 TME+PANP 后患者泌尿、生殖功能障碍发生率均有下降,但发生率仍有 18.8%~30.0%。到目前为止,PANP 指征尚存在争议,尚缺乏具体的操作规范、操作要点与质量评估体系,PANP 更多强调的是保护解剖学意义上的盆腔自主神经,而对所保留的盆腔自主神经的功能尚缺乏足够的关注与研究。

第四节 直肠癌手术面临的问题

一、局部复发

局部复发性直肠癌(locally recurrent rectal cancer,LRRC)是指直肠癌术后原发肿瘤部位或术野局部再出现的与原发肿瘤病理性质相同的肿瘤。直肠癌初次根治后复发率为 2.4%~10%,未经治疗的 LRRC 患者中位生存期仅 10 个月。有报道称高达 95% 的复发转移在术后 3 年内出现,患者有局部压迫症状,会阴区、下肢疼痛,排尿困难,严重影响患者生活质量。Yamada 等根据手术预后,将复发分为 3 型:①局限型:肿瘤局限于邻近盆腔器官和结缔组织。②骶前型:肿瘤侵犯低位骶骨(S3、S4、S5)、尾骨或骨膜。③侧壁型:肿瘤侵犯坐骨神经、坐骨大孔、盆侧壁或上位骶骨(S1、S2)。另有研究根据症状进行分型:S0型,无症状;S1 型,有症状但无疼痛;S2 型,有症状伴疼痛。

LRRC 的治疗目前仍以手术和放疗为主。若患者可行 R0 切除术,则进行手术治疗;对于潜在的可行 R0 切除术的患者,可根据患者的耐受情况,先行新辅助放化疗再手术。随着调强放疗(intensity-modulated radiation therapy,IMRT)和立体定向放疗(stereotactic radiotherapy,SRT)的出现,再程放疗的疗效被肯定,不良反应也在可接受的范围内。术中放疗(interoperative irradiation)可作为切除手术的辅助治疗,联合术前新辅助放疗能提高疗效。对不能耐受手术或放疗的患者,可行 ^{125}I 粒子植入治疗。热疗作为放化疗的辅助治疗,可提高疗效。对于疼痛显著、难以耐受其他治疗方式的患者,射频消融是一种有效的姑息镇痛手段。LRRC 的治疗是需要多学科医生共同参与的综合治疗,适当、有效的治疗方式的选择仍需要更多的研究证据支持。

二、术中出血

(一) 术中出血的可能性贯穿于手术的每一个环节

术中 Trocar 孔穿刺及置入操作不当,可能引起腹主动脉、下腔静脉、腹壁下动静脉等血管损伤,所以在行 Trocar 孔穿刺时需尽量将腹部皮肤及皮下组织提起,当 Trocar 置入有突破感后便无须再推进。在术中正确地寻找到 Toldt 间隙并在此间隙内进行操作,也会减少出血的发生。通常术中操作均有其标志性血管,如直肠或左半结肠所涉及的血管主要是肠系膜下血管及其分支,因为变异率低,位置及走行相对比较固定;而右半结肠所涉及的血管中,除回结肠静脉位置及走行较为固定外,其余血管均有变异。每根标志性血管的走行通常有其特异性的标志物,如肠系膜下动脉的起点通常位于腹主动脉与十二指肠水平段夹角之间,斜向左下方走行;肠系膜下静脉在降结肠系膜内走行,位于肠系膜下动脉的左侧,经十二指肠空肠曲的左后方,进入胰体后方的脾静脉,定位肠系膜下静脉主要依靠其末端周围的标志即肠十二指肠空肠和胰尾,在左结肠后间隙内解剖;右半结肠以回结肠血管作为术中的指导性解剖标志。所以术者需要熟悉在腹腔镜视角下各组织器官的解剖关系、标志性血管的走行及变异方式，术中根据标志性血管建立"操作窗口"后充分裸化、暴露血管及其分支，尽量靠近根部结扎、切断，这样不仅可以明确止血，而且能充分地清扫淋巴结。术中一旦出血，首先要找到出血点并加以控制，根据受伤血管的类型及出血量判定止血方式；或采取纱布条压迫或用器械夹持血管；或选择电凝、超声刀等能量器械止血；或采用钛夹、Hem-o-lok夹等夹闭止血；或采用缝合止血，一般可以成功，无效则中转开腹。

（二）术中出血的客观因素

随着腹腔镜结直肠手术指征的不断扩大，以往一些绝对禁忌证已转变为相对禁忌证。某些疾病导致血管的解剖结构移位，或某些疾病导致肠壁、系膜及周围组织水肿而引起组织脆性增高，都会增加出血概率，这就要求术者操作时做到"小步快走、层层分离"，针对不同的出血情况采取不同的对策。另外，术中扶镜者需充分暴露视野并给予术者立体的操作镜面，完整暴露重要的血管等组织，避免出现"盲区"，同时还需有效牵拉、暴露手术操作窗口，否则均可增加血管破裂、出血的概率。

导致术中意外出血的因素很多，关键在于预防。术者应具有娴熟的技能及应对突发情况的能力，同时得力的助手及完善、配套的设备也不可或缺，这些都是应对术中出血的必要条件，也是手术成功的保障。

三、术后排便功能障碍

详见第七章。

四、术后排尿功能障碍

详见第七章。

五、术后性功能障碍

详见第七章。

第五节　直肠癌患者术后生活质量评价

随着现代生物-心理-社会医学模式的建立,癌症患者的生活质量(quality of life,QoL)逐渐成为衡量治疗效果好坏以及疾病转归的一个重要指标。欧洲癌症研究与治疗组织(European Organization for Research and Treatment of Cancer,EORTC)制定了 QLQ-CR38 量表(表 1-2)。该量表作为结直肠癌患者 QoL 的专门测定工具之一,自研发以来,因良好的信度和效度,已被国内外研究人员广泛关注。

表 1-2　QLQ-CR38 量表基本结构

领域	条目	条目数
功能领域	身体形象	3
	性功能	2
	性快感	1
	未来期望	1
症状领域	排尿问题	3
	胃肠道症状	5
	化疗副作用	3
	排便问题	7
	造口相关问题	7
	男性性问题	2
	女性性问题	2
	体重下降	1

第六节　功能性全直肠系膜切除对直肠癌患者术后生活质量的影响

随着功能保留外科理念的发展和 3D 高清腹腔镜的广泛应用,笔者所在研究团队基于观察到的可分离精细解剖结构,提出了"基于神经层面指引的腹腔镜下全直肠系膜切除术"(NPO＋LTME)的概念,即功能性 TME:利用神经层面来指引手术操作,形成标准化的手术操作规程,在实现肿瘤根治的同时,最大化地保护患者排尿及性功能。功能性 TME 中的"神经层面"指在 3D 腹腔镜下发现的一个新的解剖层面,该层面位于结直肠固有筋膜与盆壁固有筋膜之间,由完整的神经纤维、周围脂肪和极细小毛细血管以及被覆于这三者上方的膜状组织共同构成。该层面与传统意义上的"神圣解剖平面"(Holy plane)并不矛盾。传统意义上的"神圣解剖平面",是指在结直肠固有筋膜与盆壁固有筋膜之间的疏松结缔组织。"神经层面"丰富了直肠后方的解剖层次,将"神圣解剖平面"进一步分为 3 层结构,最终使得直肠与盆壁之间存在 5 层结构,即结直肠固有筋膜、盆壁固有筋膜、神经层面、神经层面上方结缔组织以及神经层面下方结缔组织。而功能性 TME 的切除手术入路,则是在"神经层面"上方无神经血管区的结缔组织中进行精细锐性分离而形成的,降低了神经受损的概率,较好地保护了神经的滋养血管;将"神经层面"作为一个整体层面来看待,而不是辨识单根神经,从而更加完整地保留神经主干及其分支,以期有更好的功能保护效果。

笔者所在研究团队前期采用回顾性队列研究分析了 2016 年 1 月至 2018 年 12 月在武汉大学人民医院接受手术治疗的直肠癌患者,其中 NPO+LTME 组 114 例,腹腔镜下 TME 联合盆腔自主神经保留术(LTME+PANP)组 92 例,比较两组患者手术及肿瘤相关指标,并随访患者术后排尿和性功能情况等。结果显示两组手术时间分别为(150±7)min 和(154±7)min,差异有统计学意义($t=3.585,p<0.05$);术中出血量分别为(9±3)mL 和(15±6)mL,差异有统计学意义($t=7.654,p<0.05$)。两组术后住院时间、肛门排气时间及预防性造口率差异均无统计学意义($p>0.05$);两组术中淋巴结清扫个数、近切端长度、远切端长度及标本系膜完整性指标差异无统计学意义($p>0.05$)。术后 3 个月,NPO+LTME 组排尿功能障碍率低于 LTME+PANP 组,差异有统计学意义($Z=2.549,p<0.05$),但术后 6、12 个月时,两组排尿功能障碍率差异均无统计学意义($Z=0.814,p>0.05;Z=1.275,p>0.05$)。术后 3、6、12 个月时,NPO+LTME 组的男性勃起功能均优于 LTME+PANP 组,差异均有统计学意义($Z=4.917,p<0.05;Z=4.947,p<0.05;Z=4.081,p<0.05$);射精功能障碍率均低于 LTME+PANP 组,差异均有统计学意义($Z=4.464,p<0.05;Z=4.948,p<0.05;Z=4.434,p<0.05$)。术后 3、6、12 个月时,NPO+LTME 组

女性性功能均优于 LTME＋PANP 组，差异均有统计学意义（$Z=2.532$，$p<0.05$；$Z=2.364$，$p<0.05$；$Z=2.076$，$p<0.05$）。综上，NPO＋LTME 与 LTME＋PANP 两种手术方式相比较后发现，NPO＋LTME 在保证肿瘤根治效果且不增加手术时间及术中出血量情况下，促进了术后早期排尿功能的恢复并进一步保全了患者的性功能。

功能性 TME 作为一种保留盆腔自主神经的衍生手术方式，对于直肠癌患者的术后排尿及性功能的保护作用更强，值得临床推广，但远期效果还有待更进一步的观察。

第七节　功能性全直肠系膜切除的应用现状与存在的问题

NPO＋LTME 与保留盆腔自主神经的直肠癌根治术（TME＋PANP）相比较，不增加手术时间及术中出血量，但明显缩短了拔除导尿管时间及减少了排尿功能障碍，术后首次勃起时间提前，且 NPO＋LTME 组的术后射精功能明显优于 TME＋PANP 组。由此提示，NPO＋LTME 概念的提出对于患者排尿和性功能的保护具有重要的临床意义。

NPO＋LTME 的优势可能来源于：①在神经层面上方无神经血管区的结缔组织中进行精细锐性分离，减少了神经损伤的机会，较好地保护了神经的滋养血管；②将神经层面作为一个整体层面来看待，代替辨识单根神经，从而更加完整地保留神经主干及其分支。

既往的研究提示，采用完全保留盆腔自主神经的手术方式（PANP），在 TME 中具有一定的优势，但仍然有一部分患者会发生排尿和性功能障碍。可能的原因如下：①术中器械对神经的钳夹导致损伤；②术中器械对神经的牵拉导致损伤；③神经周围的热传导损伤；④与神经伴行的血管受损；⑤神经周围的脂肪受损等。NPO＋LTME 基本可以克服上述困难。而笔者所在研究团队记录的患者拔除导尿管时间仍然较长，主要有两个方面的原因：①部分患者或其家属不愿意早期拔除导尿管，因担心会导致护理工作量增加，或者害怕由于排尿困难，在清醒状态下重新留置导尿管会带来更多的痛苦；②医务人员的观念未能及时更新。由于神经层面保护对于排尿功能保护作用的临床效果明显，故拔除导尿管的时间目前已经逐步提前,绝大部分患者在术后 24 h 内、特殊的病例在 48 h 内拔除导尿管。

虽然 NPO+LTME 具有一定的优势,但不是所有直肠癌患者均能选择该手术方式。我们认为,具有以下情况的患者不适合行该手术:①肿瘤广泛浸润周围组织;②直肠癌急诊手术(如急性梗阻、穿孔);③全身情况不良,经术前治疗不能纠正,存在严重心、肺、肝、肾疾病,不能耐受手术;④处于妊娠期;⑤不能耐受 CO_2 气腹;⑥既往有腹部手术史、粘连严重,以及既往无手术史的严重粘连。

第八节 功能性全直肠系膜切除的发展方向与应用前景

近年来,随着解剖认知、手术器械、辅助工具等的不断进步,"精准化、功能化、微创化"成为结直肠外科的发展方向。同时,临床外科医生借助不断更新的理念与不断改进的器械,以尽可能小的创伤,保留尽可能完整的功能,让患者获得在个体层面最好的预后,是结直肠外科发展的期望。

笔者所在研究团队基于前期大量手术视频资料,通过对直肠及其周围组织的局部解剖和胚胎学研究,结合前人研究成果与同行交流心得,以临床实践中的问题为导向,对功能性全直肠系膜切除的直肠肿瘤手术学进行了系统而专门的研究。功能性 TME 旨在结合患者实际情况,在保证肿瘤根治的同时,尽全力保护患者盆腔自主神经,从而保留患者术后的泌尿、生殖功能,提高患者远期生活质量。这不仅是功能性 TME 的发展方向,也是其临床推广与应用的前提。随着社会经济的发展及患者远期生存率的提高,保护患者术后泌尿、生殖功能的理念将深入人心,功能性 TME 将具有广阔的应用前景。

▶▶ 参考文献

[1] SIEGEL R L,MILLER K D,WAGLE N S,et al. Cancer statistics,2023[J]. CA Cancer J Clin,2023,73(1):17-48.

[2] DI NICOLANTONIO F,VITIELLO P P,MARSONI S,et al. Precision oncology in metastatic colorectal cancer—from biology to medicine[J].

Nat Rev Clin Oncol,2021,18(8):506-525.

[3] DEKKER E,TANIS P J,VLEUGELS J L A,et al. Colorectal cancer[J].
Lancet,2019,394(10207):1467-1480.

[4] STRICKLER J H,YOSHINO T,GRAHAM R P,et al. Diagnosis and
treatment of ERBB2-positive metastatic colorectal cancer:a review[J].
JAMA Oncol,2022,8(5):760-769.

[5] XU L Y,ZHAO J H,LI Z H,et al. National and subnational incidence,
mortality and associated factors of colorectal cancer in China:a systematic
analysis and modelling study[J]. J Glob Health,2023,13:04096.

[6] 中国抗癌协会,中国抗癌协会大肠癌专业委员会.中国恶性肿瘤整合诊治
指南-直肠癌部分[J].中华结直肠疾病电子杂志,2022,11(2):89-103.

[7] 国家卫生健康委员会医政司,中华医学会肿瘤学分会.国家卫健委中国结
直肠癌诊疗规范(2023 版)[J].中国实用外科杂志,2023,43(6):602-630.

[8] 国家卫生健康委员会医政司,中华医学会肿瘤学分会.国家卫生健康委员
会中国结直肠癌诊疗规范(2023 版)[J].中华胃肠外科杂志,2023,26(6):
505-528.

[9] 曹晖,陈亚进,顾小萍,等.中国加速康复外科临床实践指南(2021 版)[J].
中国实用外科杂志,2021,41(9):961-992.

[10] 李梦奇,陈洪生,魏九峰.直肠癌手术方式的发展历程[J].中国普外基础
与临床杂志,2021,28(8):1114-1120.

[11] GALLER A S,PETRELLI N J,SHAKAMURI S P. Rectal cancer
surgery:a brief history[J]. Surg Oncol,2011,20(4):223-230.

[12] 文日,印义琼,廖婧,等.直肠癌根治术后并发症的研究进展[J].医学综
述,2021,27(2):293-297.

[13] 郑明宇,张骞,王贵玉.结直肠癌患者术后生活质量评估方法应用现状
[J].中华结直肠疾病电子杂志,2021,10(6):648-653.

[14] FIORE J F JR,FIGUEIREDO S,BALVARDI S,et al. How do we value
postoperative recovery?:a systematic review of the measurement
properties of patient-reported outcomes after abdominal surgery[J].
Ann Surg,2018,267(4):656-669.

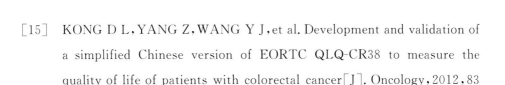

［15］ KONG D L，YANG Z，WANG Y J，et al. Development and validation of a simplified Chinese version of EORTC QLQ-CR38 to measure the quality of life of patients with colorectal cancer［J］. Oncology，2012，83 (4)：201-219.

［16］ 李凯，郑勇斌，童仕伦，等.神经层面在腹腔镜直肠癌手术中对盆腔自主神经保护的意义［J］.腹部外科，2022，35(3)：224-227.

［17］ LI K，HE X B，ZHENG Y B. An optimal surgical plane for laparoscopic functional total mesorectal excision in rectal cancer［J］. J Gastrointest Surg，2021，25(10)：2726-2727.

［18］ LI K，HE X B，TONG S L，et al. Nerve plane：an optimal surgical plane for laparoscopic rectal cancer surgery? ［J］. Med Hypotheses，2021，154：110657.

［19］ LI K，PANG P C，CHENG H，et al. Protective effect of laparoscopic functional total mesorectal excision on urinary and sexual functions in male patients with mid-low rectal cancer［J］. Asian J Surg，2023，46(1)：236-243.

［20］ LI K，ZENG J J，PANG P C，et al. Significance of nerve plane for inferior mesenteric plexus preservation in laparoscopic rectal cancer surgery［J］. Front Oncol，2022，12：853662.

第二章

直肠及其周围组织的胚胎发育

近年来,随着腹腔镜手术的广泛开展以及高清腹腔镜设备的普及,以往开腹手术中无法辨识的膜结构及精细解剖层面逐渐被人们认识。人体解剖结构随胚胎发育过程而发生变化,在人类胚胎的生长发育过程中,前、中、后肠的旋转与发育过程使其最终形成了复杂的 3D 结构。理解胚胎时期胃肠道发育过程中各种融合筋膜的形成、血管空间位置的变化、神经干与神经丛的空间分布,有助于在手术中精细分离融合筋膜、高位结扎血管、切除足够长度的肠管、彻底清扫淋巴结、保护重要神经组织,对于全直肠系膜切除术(TME)的标准化、规范化操作具有重要的意义。

第一节 直肠的胚层发育

一、原肠胚的发育

由于胚胎向头尾及腹侧卷折,原肠胚形成的内胚层被卷入胚胎中形成原肠。在胚胎的头端和尾端,原肠形成一个盲端管,分别是前肠和后肠,通过卵黄管与卵黄囊相连。原肠及其衍生物的发育通常分为四个部分:①咽肠道,从口咽膜延伸到呼吸道憩室,是前肠的一部分。②前肠的其余部分,位于咽管的尾部,并向尾部延伸至肝外侧。③中肠,从肝芽的尾部开始,一直延伸到成人横结肠右 2/3 和左 1/3 的交界处。④后肠,从横结肠的左 1/3 延伸到泄殖腔膜。

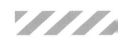

二、前肠、中肠、后肠的胚胎发育进程

人胚胎第3～4周,胚盘向腹侧卷折,经圆柱状胚体内胚层被卷入胚体内,形成一条头尾走向的封闭管道,称为原始消化管或原肠。其头端起自口咽膜,尾端止于泄殖腔膜,它们分别于第4周和第8周破裂、消失,原始消化管遂与外界相通。从头端至尾端,原始消化管依次分为三段,分别称为前肠、中肠和后肠。前肠的腹侧与卵黄囊相通,随着胚体和原始消化管的增长,卵黄囊相对变小。它与中肠的连接部逐渐变细,形成卵黄蒂,或称为卵黄管。卵黄蒂于人胚胎第6周闭锁并逐渐退化消失。

前肠分化为口底、舌、咽至十二指肠乳头的消化管、肝、胆囊、胆管、下颌下腺、舌下腺、胰腺、喉及其以下的呼吸道、肺、胸腺、甲状腺和甲状旁腺等器官。中肠分化为自十二指肠乳头至横结肠右2/3之间的消化管。后肠分化为横结肠左1/3至肛管上段的消化管以及膀胱和大部分的尿道。

三、后肠的演变

当中肠肠祥退回到腹腔时,后肠的大部被推向左侧,形成横结肠的左1/3、降结肠和乙状结肠。后肠的末段膨大,称泄殖腔,其腹侧与尿囊相连,末端沿泄殖腔膜封闭。人胚胎第6～7周,尿囊与后肠之间的间充质增生,由头侧向尾侧,由两侧向中线生长,形成一突入泄殖腔的镰状隔膜,称尿直肠隔。当尿直肠隔与泄殖腔膜接触后,泄殖腔即被分为腹、背侧两份。腹侧份称尿生殖窦,主要发育为膀胱和尿道;背侧份称肛直肠管,发育为直肠和肛管上段。泄殖腔膜被分为腹侧的尿生殖膜和背侧的肛膜,尿直肠隔的尾侧端则形成会阴体。肛膜外方为外胚层向内凹陷形成的肛凹。人胚胎第8周末,肛膜破裂,直肠与肛凹相通,二者之间以齿状线分界,在胚胎发育过程中直肠无明显旋转,因此直肠后方在胚胎早期无腹膜覆盖。

四、直肠的解剖发育

直肠位于盆腔内,是大肠的末段,沿骶骨和尾骨前面下行,穿盆膈,终止于肛门。直肠在盆膈以上的部分称盆部,以下部分称肛门部和肛管。盆部的下端有时呈梭形膨大,称直肠壶腹,里面有6～10条垂直皱襞,称肛柱,肛柱上面有静脉丛。直肠在前后方向上有两个弯曲。上方的弯曲称直肠骶曲,凸向后侧;下方的弯曲凸向前侧,称直肠会阴曲。直肠上 1/3 的前面及两侧覆盖有腹膜,中 1/3 仅前面有腹膜覆盖,下 1/3 则全无腹膜覆盖。

齿状线是直肠与肛管的交界线。胚胎时期齿状线是内、外胚层的交界,故齿状线上、下的血管、神经及淋巴来源都不同,是重要的解剖学标志。齿状线以上是黏膜,受自主神经支配,无疼痛感;齿状线以下为皮肤,受阴部内神经支配,痛感敏锐。齿状线以上由直肠上、下动脉供血,齿状线以下由肛管动脉供血。齿状线以上的直肠上静脉丛通过直肠上静脉回流至门静脉,齿状线以下的直肠下静脉丛通过肛管静脉回流至腔静脉。齿状线以上的淋巴引流主要汇入腹主动脉旁或髂内淋巴结,齿状线以下的淋巴引流主要汇入腹股沟淋巴结及髂外淋巴结。

第二节　直肠系膜与盆腔筋膜的发育

盆腔筋膜的胚胎学发育为经过间充质期(人胚胎第 9～12 周)、结缔组织形成期(人胚胎第 13～20 周)和脂肪组织形成期(人胚胎第 21～38 周)3 个时期逐渐形成完整的环形筋膜结构,以直肠固有筋膜包绕的直肠与直肠系膜构成内层,以盆腔壁层筋膜及前方的邓氏筋膜构成外层,与成人解剖研究中的环形筋膜结构相符。

一、直肠及直肠系膜的胚胎学发育过程

在人胚胎第 3 周末,后肠末端膨大与前方的尿囊相通,形成泄殖腔,其尾端被外胚层来源的泄殖腔膜所封闭,与体外相隔。人胚胎时期,中胚层来源的尿直肠隔将泄殖腔分隔为腹侧的尿生殖窦和背侧的肛直肠管。肛直肠管以后发育成直肠和肛管上段。随着尿直肠隔的不断下降,其与尾端的泄殖腔膜融合,形成将来的会阴体,同时泄殖腔膜被分为腹侧的尿生殖膜和背侧的肛膜,其后肛膜破裂发展为原始肛管,至此直肠肛管形成。进一步研究发现,直肠的平滑肌层、肛门内括约肌、肛管均起源于内胚层,肛门外括约肌、肛提肌则起源于中胚层。

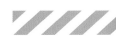

直肠周围结缔组织构成了直肠周围的封套结构,由腹膜反折水平延续至耻骨直肠肌水平,成人这一区域被称为直肠系膜。直肠系膜所在的区域,在人胚胎第9周时由疏松的间充质组织填充在其内部,可观察到直肠上动脉的终末支、神经、早期淋巴组织;于人胚胎第16周时,间充质组织的外侧出现致密结缔组织形成的直肠固有筋膜,此区域逐渐被直肠固有筋膜包裹。

二、直肠固有筋膜的胚胎学起源

在人胚胎第9周标本内可以观察到直肠周围浓集的间充质带,其内可见直肠周围的神经、血管分支及早期的淋巴结,此间充质带形成早期的直肠固有筋膜,但其内并无结缔组织,直肠固有筋膜的外侧由未分化的间充质细胞围绕。在人胚胎第13～20周标本内,可见直肠周围的间充质带发育为排列紧密的纤维组织,最终形成包绕直肠及直肠系膜的直肠固有筋膜。在人胚胎第21周时可观察到直肠后方的筋膜层次基本成形。直肠固有筋膜在发育过程中逐渐变厚,直肠固有筋膜包绕的疏松结缔组织逐渐被脂肪组织取代形成直肠系膜。

三、盆腔壁层筋膜的胚胎学起源

在人胚胎第9周标本内并不能观察到成形的盆腔壁层筋膜组织,只能根据直肠固有筋膜后方的间充质细胞与骶前的间充质细胞走行方向不同,设定一条分界线,这条线的后方可见骶前正中动脉与骶前静脉丛。在人胚胎第13～20周标本内,直肠固有筋膜周围的间充质由疏松结缔组织取代,在骶骨前方可发现早期的壁层筋膜。在人胚胎第20周时,可于第4骶椎水平观察到骶前筋膜与直肠固有筋膜融合为直肠骶骨筋膜。在人胚胎第21周时,由直肠骶骨筋膜将直肠后方、骶骨前方的空间分为3层,内由疏松结缔组织与脂肪组织填充。

四、邓氏筋膜的胚胎学起源

邓氏筋膜的存在已被学术界所公认,但其胚胎学起源仍存在较大争议,目前主要有腹膜融合学说和间充质浓集学说。腹膜融合学说认为,邓氏筋膜由胚胎期的腹膜不断融合而形成。支持者认为,在胚胎期直肠膀胱陷凹(或直肠子宫陷凹)的位置与成人相比较低;在发育过程中,腹膜不断融合使陷凹不断地向头侧移动,从而形成邓氏筋膜,但更多的研究者对此产生怀疑。Silver发现陷凹的头侧移动只存在于胚胎期的前 3 个月内。而间充质浓集学说则认为邓氏筋膜是由胚胎期填充于直肠前方的疏松的间充质通过浓集形成的。Ludwikowski 等通过对人胚胎标本的观察发现,在第 9 周时可以见到直肠前方浓集的间充质带;在第 12 周时间充质带形成筋膜组织(在女性,筋膜靠近子宫阴道的后壁;在男性,筋膜靠近前列腺),在筋膜与直肠之间的疏松结缔组织内可见神经纤维。筋膜在向外侧走行过程中逐渐变得疏松,向外侧包绕泌尿生殖血管束,外侧边止于侧方的疏松结缔组织,在直肠前外侧可见下腹下丛的主干与邓氏筋膜的下 1/3 交叉。

五、盆腔筋膜研究的临床意义

详细了解盆腔筋膜的结构与层次,对提高直肠癌诊疗水平有极为重要的意义,而筋膜的胚胎学研究提供了关键的理论支持。肿瘤对环周切缘(circumferential resection margin,CRM)的侵犯与术后局部复发率密切相关。当 CRM 阳性时局部复发率可达到 20%,而 CRM 阴性时局部复发率仅有 4%。术前 MRI 可准确显示直肠筋膜及其周围结构,不仅可以帮助制订治疗方案、判断预后、提高病灶的手术切除率,而且可以减少手术并发症的发生。目前,盆腔 MRI 及经腔内超声对直肠癌术前分期的作用已得到了学术界的公认,并受到美国国立综合癌症网络及欧洲肿瘤内科学会的推荐。比较 MRI 与经腔内超声术前诊断 T 分期的准确率,差异无统计学意义;而 MRI 能够很好地展现原发肿瘤及可疑淋巴结与直肠固有筋膜之间的距离,评价 CRM 的受累情况。对筋膜结构及其发生、发展过程的研究对于准确评价 CRM 极为重要。

通过对胚胎标本的连续观察,在人胚胎第 21 周时可以观察到成形完整的环形筋膜结构,以直肠固有筋膜包绕的直肠与直肠系膜构成内层,以盆腔壁层筋膜及前方的邓氏筋膜构成外层。直肠系膜内有连接直肠的肠系膜淋巴结,因此直肠固有筋膜对于直肠肿瘤细胞组织扩散有重要的屏障作用。癌肿在直肠系膜内的扩散状况和系膜切除的完整程度影响患者的疗效和预后,特别是与术后局部复发率密切相关。这就决定直肠固有筋膜在手术中必须被完整地切除。直肠前方的切除范围因邓氏筋膜的来源与定义不清而争议不断。越来越多的研究证实,邓氏筋膜并非一些学者认为的"腹膜融合"形成结构,而是类似于其他盆腔筋膜,是由间充质浓缩、发育形成的分层筋膜结构,至少包括邓氏筋膜前

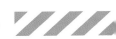

叶以及后叶,而邓氏筋膜后叶即是直肠固有筋膜,其中邓氏筋膜前叶与后方的直肠固有筋膜之间的间隙为外科操作提供了方便。通过对成人的解剖学观察可发现,在直肠前侧方,邓氏筋膜从前侧方包绕泌尿生殖血管束,并且与前侧方的下腹下丛关系紧密。Ludwikowski 等的胚胎学研究也得出极为相似的结论。因此可以认为,在泌尿生殖血管束与直肠固有筋膜之间存在操作间隙,这个间隙位于邓氏筋膜前叶与直肠固有筋膜(邓氏筋膜后叶)之间,在此间隙内操作不会损伤前外侧下腹下丛神经及泌尿生殖血管束,并可以保证直肠固有筋膜的完整性。直肠后方的筋膜层次结构于人胚胎第 21 周时已基本成形,直肠固有筋膜与骶前筋膜之间的间隙为在成人解剖中所见到的 Holy plane,此间隙也为外科手术提供了操作空间。

第三节　脉　管　发　育

一、血管的胚胎发育

原始心血管系统左右对称,由心管、原始动脉系统和原始静脉系统组成。心血管的管壁构造最初为内皮性管道,之后其周围的间充质分化出肌组织和结缔组织,参与管壁的形成,从而演变成心脏、动脉和静脉。

(一) 胚外血管的发生

人胚胎第 3 周,卵黄囊壁的胚外中胚层细胞密集成索状或团状,称血岛,继而体蒂和绒毛膜等处的胚外中胚层细胞也形成血岛。不久血岛内出现间隙,其周边的细胞分化为扁平的内皮细胞,中央的细胞分化成游离的造血干细胞。管道不断向外出芽延伸,使相邻血岛形成的内皮管道互相融合连通,逐渐形成胚外毛细血管网。

(二) 胚内血管的发生

人胚胎第 18～20 天,胚体内各处间充质出现许多裂隙,裂隙周围的间充质细胞变扁,分化为内皮细胞,形成胚内毛细血管,相邻血管内皮以出芽方式连

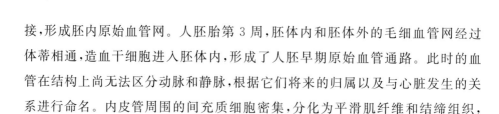

接,形成胚内原始血管网。人胚胎第 3 周,胚体内和胚体外的毛细血管网经过体蒂相通,造血干细胞进入胚体内,形成了人胚早期原始血管通路。此时的血管在结构上尚无法区分动脉和静脉,根据它们将来的归属以及与心脏发生的关系进行命名。内皮管周围的间充质细胞密集,分化为平滑肌纤维和结缔组织,形成中膜和外膜,演化出动脉和静脉的组织结构。

（三）胚体早期血液循环

人胚胎第 3 周末,已有一对心管、一对连接心管头端的腹主动脉、一对背主动脉,以及连接同侧腹主动脉和背主动脉的第一对弓动脉。背主动脉在卵黄囊壁分出若干对卵黄动脉,经过体蒂在绒毛膜分出一对脐动脉;卵黄囊毛细血管汇合成一对卵黄静脉,绒毛膜中毛细血管汇合成一条脐静脉,卵黄静脉和脐静脉分别运送血液回心管的静脉端,从而形成卵黄囊循环和脐循环。心管合二为一时,两条腹主动脉融合为主动脉囊。两条背主动脉合并,沿途的分支将血液输送至胚体各部。此时,胚体前部形成了一对前主静脉,后部形成了一对后主静脉,分别汇流至左、右总主静脉,再运送血液至心管的静脉端,形成胚体循环。至此,胚内外形成了胚体循环、卵黄囊循环和脐循环三套通路。

卵黄动脉最初由许多成对的供应卵黄囊的血管组成,在肠道的背侧肠系膜中逐渐融合并形成动脉。成人中以腹腔动脉和肠系膜上动脉为代表的动脉源自卵黄动脉,肠系膜下动脉来源于脐动脉。脐动脉——最初成对的背主动脉腹侧支,与尿囊膜密切相关,走向胎盘。然而,在人胚胎第 4 周,每条动脉都获得了与主动脉背支(髂总动脉)的次级连接,并失去了其最早的起始点。出生后,脐动脉的近端保留为髂内动脉和膀胱上动脉,远端部分消失,形成脐带内侧韧带。在人胚胎第 6 周,超声可显示肠道各段的血液供应以及初级肠环的形成和旋转。肠系膜上动脉构成这种旋转的轴线,并供应中肠。腹腔动脉和肠系膜下动脉分别供应前肠和后肠。

二、淋巴管的胚胎发育

淋巴结的发生与淋巴管的发生密切相关。早在人胚胎第 7～8 周,全身毛细淋巴管网基本形成,与此同时,局部间充质腔隙也互相融合扩大,形成许多淋

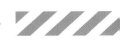

巴囊,如颈淋巴囊、髂淋巴囊、乳糜池等,各淋巴囊均与引流一定区域的淋巴管相连接。环绕淋巴囊和大淋巴管周围的细胞逐渐聚集成堆而形成细胞群,淋巴细胞随小血管一起迁入,并在此增殖,形成淋巴结群。人胚胎第 10 周时,除乳糜池上部以外,其他淋巴囊都已发展成早期淋巴结群。淋巴结的发育过程大致如下:淋巴囊生成后,囊壁的结缔组织逐渐延伸并穿越淋巴囊,形成互相交织的毛细淋巴管丛,以此为网架逐渐形成淋巴结。一个毛细淋巴管丛也可形成数个淋巴结。进入毛细淋巴管丛的淋巴管称为输入淋巴管,离开毛细淋巴管丛的淋巴管称为输出淋巴管。毛细淋巴管丛也可参与形成输出淋巴管及被膜下淋巴窦。淋巴结的淋巴细胞由淋巴祖细胞在肝、骨髓及胸腺内分化后迁移而来。毛细血管后微静脉在胎儿第 3 个月开始出现。

第四节　盆腔自主神经的胚胎发育

一、为何要研究胚胎的盆腔神经

在人胚胎第 5 周时盆丛开始发育,人胚胎第 8 周末已具有与成人盆腔神经相对应的排列结构,且在胚胎发育后期不再发生明显的位移与变形。而胚胎盆腔的结缔组织发育较晚,在人胚胎第 19~28 周可以看到早期的骨盆筋膜,由于胚胎盆腔脂肪组织并不丰富,结缔组织间隔清晰可见。胚胎盆丛散布大小不等的神经节,整体呈三角形或四边形外观。胚胎盆丛向其下各分支走行,其终末部分在尾部方向汇聚,最终通过盆底。

过去对于盆腔自主神经的研究报道绝大多数源自对成人的解剖研究,与成人相比,胚胎的盆腔神经较周围其他结构更厚,骨盆结缔组织发育得不够精细,与周围结缔组织相比,盆腔神经相对更突出,显示得更清楚。胚胎盆腔神经与周围结构相隔良好,它们的形态关系可以被更精确地确定。对胚胎自主神经的研究,除了最初 Walsh 和 Donker 进行的关于男性胎儿和新生儿海绵状神经的分布研究外,在此之前的文献就只有对胚胎自主神经早期发育的描述。20 世纪 80 年代,Baljet 等对胚胎盆腔自主神经的走行第一次进行了初步系统的研究,进一步加深了人们对盆腔自主神经的了解。

二、盆腔自主神经的胚胎发育

自主神经系统起源于外胚层,由神经管和神经嵴分化而成。在人胚胎第3~4周,神经管两侧的神经嵴形成,进而形成周围神经系统。Słabikowski等在胚胎研究中发现,盆丛最初出现在人胚胎第5周,这个时间点略早于Alsaid等的发现。Alsaid等认为胚胎盆丛的第一个神经节出现在人胚胎第6周,逐步演化,最终形成盆丛;Kimmel等认为初始的盆丛只能是几个神经源性的原始神经细胞。在人胚胎第6周,盆内脏神经已经可以在胚胎中被识别,它们起源于第二、第三和第四骶神经(S2、S3和S4),并在到达盆丛之前终止于盆腔间质;随着胚胎的发育,在第6周中期,盆内脏神经延伸并加入盆丛。在人胚胎第7周,腹下神经节形成,Arango-Toro等认为此时才能真正从解剖学上定义其为丛,他们在此时的胚胎研究中进一步确认盆内脏神经仅由S2、S3和S4构成,且并没有S1和S5的参与。在人胚胎第8周末,盆丛具有与成人相当的排列结构,在胚胎发育的后期盆丛未发生明显的位移与变形。

三、胚胎盆丛的解剖形态

在人胚胎第13周左右的研究中,人们发现胚胎盆丛呈不规则多孔的扁平三角形,具有两个面(内侧面和外侧面)、三个边(前边、后边、下边)、三个角(后上角、前下角和后下角)。胚胎盆丛的前上部分更加紧凑而后下部分更加多孔,其边缘呈不规则锯齿状。这不同于在成人盆丛研究中描述的经典四边形形状,Arango-Toro等和Hounnou等在胚胎中也发现了这一三角形构型。而Alsaid等和Fritsch等的胚胎研究则支持胚胎盆丛形状是类似于成人的经典四边形的论述。Alsaid等认为这种盆丛构型的不同可能是基于胚胎神经的可塑性,盆丛对骨骼和盆腔内脏结构的适应性可以解释这种形状的变化。Fritsch等发现,虽然盆丛从整体上看呈四边形,但在阴道或前列腺水平的神经丛则呈现出更类似于三角形的形状。胚胎盆丛整体呈现为神经纤维和神经节神经细胞的混合体,神经纤维的走行方向主要是纵向的,也伴有少量的横向纤维。在胚胎盆丛中散在分布着大小不等的神经节,在盆丛的前部和上部神经节较密集。在女性胚胎中,大的神经节位于子宫颈和阴道穹隆侧方;而在男性胚胎中,大的神经节在精囊附近。

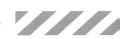

四、盆腔内神经相邻组织及器官的发育

Hounnou 等发现在胚胎发育的早期(约第 13 周),直肠结构已经显示得很清楚,肛膜已经消失。胚胎发育早期可以清楚地看到腹膜及分化良好的输尿管和膀胱;脐动脉和髂动脉的血管壁较厚且层次分明。在女性胚胎中,子宫腔已经形成,中肾旁管之间的融合隔膜已经消失;卵巢和输卵管仍然位于子宫上方。此时,脊髓位于狭小的中央管内,由分化良好的白色和灰色物质构成;脊柱融合过程尚未完成并且骶前孔很宽。早期胚胎的骶骨和尾骨呈软骨性质,骶骨与尾骨之间的夹角为锐角;随着胚胎的发育,骶骨和尾骨之间的夹角不再那么尖锐。盆膈的漏斗构型大约在第 14 周完成。胚胎盆腔的结缔组织在早期胚胎中尚未开始发育,在胚胎发育中期即第 19～28 周时,结缔组织开始分化,此时在胚胎中可以看到早期的骨盆筋膜。胚胎盆腔自主神经与周围组织结构相比更为粗大,不够丰富的脂肪组织及不太精细的结缔组织,使盆腔自主神经拥有更高的辨识度,为系统、精确地了解盆腔自主神经的走行及分布提供了较好的途径。

五、胚胎盆腔自主神经走行

在主动脉分叉之后,上腹下丛的神经纤维在髂总动脉前表面分布,并且其中一些纤维包绕肠系膜下动脉和直肠上动脉。大多数神经纤维位于髂内,左侧较有优势。O'Rahilly 等在第 8 周的胚胎中观察到神经丛分布于 L5 至 S5 水平。Hounnou 等发现在第 13 周的胚胎盆腔切片中观察到神经丛从 S2 延伸到 S5 水平,在 S2～S5 的横切片上发现,盆丛的分布面积占直肠的 30%、子宫的 93%、膀胱的 71% 和脊柱的 29%。胚胎盆丛分支于各个器官,其终末部分在尾部方向汇聚,最终通过盆底。

(一)直肠支

盆丛从前下角发出神经并走行至直肠后壁和肛门括约肌,形成直肠下丛。胚胎解剖中发现,腹下神经和盆内脏神经逐渐汇合,与直肠侧壁紧密接触,Fritsch 发现这些神经位于直肠外膜外侧和疏松结缔组织内侧间的结缔组织中。通常成人的盆丛大部分位于直肠的外侧,而胚胎盆丛大部分位于直肠和腹侧相邻结构之间。因此,胚胎盆丛相对于成人盆丛,位置更靠近腹侧。在直肠子宫

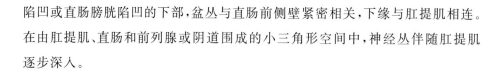

陷凹或直肠膀胱陷凹的下部，盆丛与直肠前侧壁紧密相关，下缘与肛提肌相连。在由肛提肌、直肠和前列腺或阴道围成的小三角形空间中，神经丛伴随肛提肌逐步深入。

（二）子宫支

胚胎盆丛的头部位于直肠子宫陷凹的外下方，盆丛的子宫支沿着子宫动脉进入子宫颈。根据子宫阔韧带的长度，盆丛神经或多或少地并入子宫。如果韧带较长，子宫和神经之间则存在一定的距离。如果韧带较短，下腹神经或盆丛与子宫可能贴得更近。盆丛的前部和下部沿着子宫颈外侧和阴道的背外侧边缘走行，向下到达盆膈。它们也被封闭在由肛提肌、直肠和阴道围成的小三角形空间中。

（三）精囊、前列腺支

盆丛神经的位置与男性胚胎前列腺的位置或与女性胚胎阴道的位置相对应。在精囊的近段部分，盆丛的传出神经纤维被分成两组：一组在精囊和直肠筋膜之间；另一组在精囊和前列腺侧方，后方的神经纤维更为密集。精囊的头部几乎都被神经丛所覆盖，两者之间的连接相当紧密。与精囊的联系所不同的是，前列腺所接触的盆丛被纤维结缔组织包裹。在前列腺和尿道括约肌水平，盆丛的三角形形状消失，走向阴茎海绵体的神经纤维位于尿道括约肌的外侧，其中一些连接到阴茎背神经，在该水平出现的神经穿过盆膈。

（四）尿道括约肌支

盆丛从前下角发出的传出神经在前方到达膀胱和尿道括约肌，并在 5 点钟和 7 点钟方向穿透膀胱颈的后侧面。它们随后分散到膀胱-尿道连接组织中。Lunacek 等在研究中发现，前列腺和膜尿道区域的神经纤维在 3 点钟和 9 点钟方向之间遍布尿道，而不只是出现在尿道的侧面。海绵体神经在横纹括约肌和膜尿道区域的走行在所有标本中是一致的。Ω 型（欧米伽型）横纹括约肌的背中线位置是唯一没有神经纤维的区域，在所有胚胎和成人标本中都是如此。

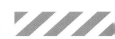

（五）男、女性的神经血管束（neurovascular bundle，NVB）

1. 男性NVB 盆丛尾部发出的海绵体分支在前列腺囊和邓氏筋膜外移动，这些分支走行在前列腺、肛提肌和直肠之间的三角形空间中，海绵体神经和相邻的血管形成位于前列腺和肛提肌之间的NVB。在胚胎发育的早期阶段，海绵体神经的原始走行可以看得很清楚，因为前列腺在10周龄胚胎中还没有开始发育。海绵体神经向下从侧面和背面向后期才开始发育的前列腺和膜尿道区域走行。在人胚胎10周后前列腺开始发育。由于前列腺的生长及体积的增加，海绵体神经进一步向前面和侧面移行。神经纤维和血管越来越多地沿着前列腺囊的凸面分散，因此形成凹形（如"窗帘"）的神经血管束，即男性NVB。

2. 女性NVB 相对于男性NVB和海绵体神经而言，对女性NVB的自主神经支配仍然知之甚少。Moszkowicz等对5个18周龄到31周龄的人类女性胚胎的研究证明了女性NVB的存在，他们发现女性NVB的大多数终末纤维会聚集在前庭球上。和男性NVB相对应，女性盆丛发出分支后走行在阴道、肛提肌和直肠之间的三角形空间中。女性NVB是盆丛的前下终末部分，它沿着阴道的后外侧向侧面延伸，沿途发出三个侧支：向前到尿道括约肌（尿道丛），向前外侧到阴蒂海绵体（海绵体神经）和向后外侧到前庭球（海绵神经）。

▶▶ 参考文献

［1］ 篠原尚，水野惠文，牧野尚彦.图解外科手术：从膜的解剖解读术式要点（第3版）［M］.刘金钢，译.沈阳：辽宁技术出版社，2013.

［2］ BARRY M，RAM S. Embryology［M］. London：Churchill Livingstone，2009.

［3］ SADLER T W. Langman's medical embryology［M］. 11th ed. Philadelphia：Lippincott Williams & Wilkins，2009.

［4］ 牛敏娟，厉琳杰，郗欢，等.从胚胎学与膜解剖理解完整结肠系膜切除手术［J］.结直肠肛门外科，2021，27（3）：188-196.

［5］ 马国龙，梁小波，王毅.盆腔筋膜的胚胎学研究进展［J］.中华解剖与临床杂志，2016，21（6）：573-575.

［6］ GODLEWSKI G，PRUDHOMME M. Embryology and anatomy of the

anorectum. Basis of surgery[J]. Surg Clin North Am,2000,80(1):319-343.

[7] AIGNER F,TRIEB T,OFNER D,et al. Anatomical considerations in TNM staging and therapeutical procedures for low rectal cancer[J]. Int J Colorectal Dis,2007,22(11):1339-1346.

[8] FRITSCH H. Development and organization of the pelvic connective tissue in the human fetus[J]. Ann Anat,1993,175(6):531-539.

[9] FRITSCH H. Developmental changes in the retrorectal region of the human fetus[J]. Anat Embryol(Berl),1988,177(6):513-522.

[10] FRITSCH H,KÜHNEL W. Development and distribution of adipose tissue in the human pelvis[J]. Early Hum Dev,1992,28(1):79-88.

[11] FRITSCH H. Topography and subdivision of the pelvic connective tissue in human fetuses and in the adult[J]. Surg Radiol Anat,1994,16(3):259-265.

[12] MILLEY P S,NICHOLS D H. A correlative investigation of the human rectovaginal septum[J]. Anat Rec,1969,163(3):443-451.

[13] SILVER P H. The role of the peritoneum in the formation of the septum recto-vesicale[J]. J Anat,1956,90(4):538-546.

[14] LUDWIKOWSKI B,HAYWARD I O,FRITSCH H. Rectovaginal fascia:an important structure in pelvic visceral surgery? About its development,structure,and function[J]. J Pediatr Surg,2002,37(4):634-638.

[15] QUIRKE P,DURDEY P,DIXON M F,et al. Local recurrence of rectal adenocarcinoma due to inadequate surgical resection. Histopathological study of lateral tumour spread and surgical excision[J]. Lancet,1986,2(8514):996-999.

[16] 张茜,刘影. 直肠癌患者及健康人群直肠及周围解剖结构的高分辨 MRI 观察[J]. 中华解剖与临床杂志,2014,19(2):97-101.

[17] SKANDARAJAH A R,TJANDRA J J. Preoperative loco-regional imaging in rectal cancer[J]. ANZ J Surg,2006,76(6):497-504.

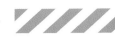
[18] 王毅,马国龙,梁小波. Denonvilliers 筋膜解剖学研究及其在直肠癌手术中的应用[J].中华解剖与临床杂志,2015,20(6):534-539.

[19] 任星儒,梁小波.盆腔植物神经的胚胎学研究现状[J].中华结直肠疾病电子杂志,2018,7(6):510-513.

[20] DE BLOK S. The connective tissue of the female fetal pelvic region[J]. Acta Morphol Neerl Scand,1982,20(1):65-90.

[21] FRITSCH H. Topography of the pelvic autonomic nerves in human fetuses between 21—29 weeks of gestation[J]. Anat Embryol (Berl),1989,180(1):57-64.

[22] FRITSCH H,HÖTZINGER H. Tomographical anatomy of the pelvis,visceral pelvic connective tissue,and its compartments[J]. Clin Anat,1995,8(1):17-24.

[23] WALSH P C,DONKER P J. Impotence following radical prostatectomy:insight into etiology and prevention[J]. J Urol,2017,197(2S):S165-S170.

[24] KIMMEL D L,MCCREA L E. The development of the pelvic plexuses and the distribution of the pelvic splanchnic nerves in the human embryo and fetus[J]. J Comp Neurol,1958,110(2):271-297.

[25] BALJET B,DRUKKER J. Some aspects of the innervation of the abdominal and pelvic organs in the human female fetus[J]. Acta Anat (Basel),1982,111(3):222-230.

[26] SŁABIKOWSKI A,WOŹNIAK W,BRUSKA M. Origin and topography of the pelvic nerves in human embryos and fetuses[J]. Folia Morphol (Warsz),1996,55(2):101-113.

[27] ALSAID B,BESSEDE T,KARAM I,et al. Coexistence of adrenergic and cholinergic nerves in the inferior hypogastric plexus:anatomical and immunohistochemical study with 3D reconstruction in human male fetus [J]. J Anat,2009,214(5):645-654.

[28] ARANGO-TORO O,DOMENECH-MATEU J M. Development of the pelvic plexus in human embryos and fetuses and its relationship with

the pelvic viscera[J]. Eur J Morphol,1993,31(3):193-208.

[29] HOUNNOU G M, UHI J F, PLAISANT O, et al. Morphometry by computerized three-dimensional reconstruction of the hypogastric plexus of a human fetus[J]. Surg Radiol Anat,2003,25(1):21-31.

[30] FRITSCH H,FRÖHLICH B. Development of the levator ani muscle in human fetuses[J]. Early Hum Dev,1994,37(1):15-25.

[31] O'RAHILLY R, MÜLLER F, MEYER D B. The human vertebral column at the end of the embryonic period proper. 4. The sacrococcygeal region[J]. J Anat,1990,168:95-111.

[32] LUNACEK A, SCHWENTNER C, FRITSCH H, et al. Anatomical radical retropubic prostatectomy: 'curtain dissection' of the neurovascular bundle[J]. BJU Int,2005,95(9):1226-1231.

[33] MUNARRIZ R, KIM N N, GOLDSTEIN I, et al. Biology of female sexual function[J]. Urol Clin North Am,2002,29(3):685-693.

[34] MOSZKOWICZ D,ALSAID B,BESSEDE T,et al. Neural supply to the clitoris:immunohistochemical study with three-dimensional reconstruction of cavernous nerve,spongious nerve,and dorsal clitoris nerve in human fetus[J]. J Sex Med,2011,8(4):1112-1122.

第 三 章

直肠及其周围组织的局部解剖

第一节　直肠与肛管

一、位置与形态

直肠是消化管位于盆腔下部的一段,全长 10～14 cm。直肠在第 3 骶椎前方起自乙状结肠,沿骶、尾骨前面下行,穿过盆膈移行于肛管。直肠并不直,在矢状面上形成两个明显的弯曲,直肠骶曲是直肠上段沿着骶尾骨的盆面下降,形成的一个凸向后方的弓形弯曲,距肛门 7～9 cm;直肠会阴曲是直肠末段绕过尾骨尖,转向后下方,形成的一个凸向前方的弓形弯曲,距肛门 3～5 cm。在冠状面上也有三个凸向侧方的弯曲,但不恒定,一般中间较大的一个凸向左侧,上、下两个凸向右侧。当临床进行直肠镜、乙状结肠镜检查时,应注意这些弯曲部位,以免损伤肠壁。直肠上端与乙状结肠交界处管径较细,向下肠腔显著膨大部分称直肠壶腹。肛管的上界为直肠穿过盆膈的平面,下界为肛门,长约 4 cm。肛管被肛门括约肌所包绕,平时处于收缩状态,有控制排便的作用。

二、内面观

直肠内面有三个直肠横襞(Houston 瓣),由黏膜及环形肌构成,具有阻挡粪便下移的作用。最上方的直肠横襞接近直肠与乙状结肠交界处,位于直肠左侧壁上,距肛门约 11 cm,偶见该襞环绕肠腔一周,致使肠腔出现不同程度的缩窄。中间的直肠横襞大而明显,位置恒定,通常位于直肠壶腹稍上方的直肠右前壁上,距肛门约 7 cm,相当于直肠前壁腹膜反折的水平,因此,在乙状结肠镜检查中,确定肿瘤与腹膜腔的位置关系时,常以中间的直肠横襞为标志。最下方的直肠横襞位置不恒定,一般位于直肠左侧壁上,距肛门约 5 cm。当直肠充盈时,此皱襞常消失。了解上述三个直肠横襞的位置,对直肠镜或乙状结肠镜检查具有一定的临床意义。

肛管内面有 6～10 条纵行的黏膜皱襞,称肛柱,儿童时期更清楚,成人则不明显,内有血管和纵行肌。各肛柱下端彼此借半月形黏膜皱襞相连,此襞称肛瓣。每一肛瓣与其相邻的两个肛柱下端之间形成开口向上的隐窝,称肛窦,窦深 3～5 mm,其底部有肛腺的开口。肛窦内往往积存粪屑,感染后易致肛窦炎,严重者可导致肛门周围脓肿或肛瘘等。通常将各肛柱上端的连线称肛直肠线,即直肠与肛管的分界线;将连接各肛柱下端与各肛瓣边缘的锯齿状环形线称齿状线或肛皮线。

第二节　直肠系膜

一、直肠系膜

解剖学上的肠系膜是指包裹支配该肠段的脂肪、神经、淋巴和血管组织的浆膜(腹膜),故按照传统解剖学定义直肠是没有系膜的。直肠系膜是一个外科概念,指盆腔筋膜脏层包裹直肠的脂肪、结缔组织及血管和淋巴组织等。直肠系膜从直肠的后方及两侧包绕直肠,对限制肿瘤的扩散有一定的作用。系膜上部较厚,内侧有许多纤维束深入直肠壁;下部菲薄,纤维束细密,脂肪逐渐减少,末端有部分系膜与直肠肌层紧密相贴。矢状面上直肠系膜附着缘的最低点约在尾骨尖以上 2 cm。术后直肠系膜内残存的淋巴和脂肪组织是直肠癌复发的主要来源。

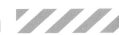

二、直肠系膜在小骨盆内的分布

(一) 直肠后方

直肠固有筋膜和腹下神经前筋膜之间为直肠后间隙,在第 4 骶椎水平,腹下神经前筋膜和直肠固有筋膜相融合,构成直肠骶骨筋膜。骶前筋膜后叶位于腹下神经之后,向下延续为肛提肌筋膜,并向两侧延续发展为骨盆的壁层筋膜,与下腹壁的腹横筋膜相延续。直肠骶骨筋膜和骶前筋膜后叶之间为肛提肌上间隙。在直肠上段的后方、第 4 骶椎水平,S2、S3 和 S4 的副交感神经支穿出骶前筋膜,再穿入腹下神经前筋膜后方与腹下神经干共同形成下腹下丛。在直肠中段的后方,腹下神经前筋膜下方的神经分支、血管分支进入直肠固有筋膜,使得腹下神经前筋膜与直肠固有筋膜之间粘连致密,Holy plane 难觅,所以被称为直肠骶骨筋膜甚至直肠骶骨韧带。事实上,并没有骶骨至直肠的筋膜样结构。手术中,我们在两侧腹下神经干汇入下腹下丛平面离断了直肠后方的直肠骶骨筋膜,进入肛提肌上方的疏松结缔组织间隙。直肠下段后方的泌尿-生殖层逐渐薄弱,与直肠固有筋膜关系紧密,常规操作难以将其分离。泌尿-生殖层被覆于直肠固有筋膜表面,向下终止于直肠末端,全直肠系膜切除术(TME)中将直肠中下段后方泌尿-生殖层同时切除,简化了手术操作,同时为直肠后方系膜又增加了一层防护屏障。

2017 年池畔教授等提出 TME 的"系膜终点线"概念,在直肠后方,直肠系膜终止于末端直肠,我们认为该终止处即是 TME 的终点线。在经肛 TME 时,肛侧直肠后壁游离进入肛提肌上方间隙,亦即泌尿-生殖层后方,因为器械角度与直肠弧度的关系,不易离断直肠中段后方的直肠骶骨筋膜进入直肠后间隙,而骶骨前间隙向上游离,易致骶前静脉损伤或侧面的骶神经副交感神经支损伤。

(二) 直肠侧方与前方

在直肠两侧,腹下神经前筋膜被覆下腹下丛,并与神经分支、供应血管等结构一起,被覆在膀胱、精囊、前列腺表面,构成盆腔泌尿生殖器官盆腔脏面的固有筋膜,并向下包绕尿道后方出盆。被覆这些神经、血管的腹下神经前筋膜层,在 TME 中,出于神经保留、功能保护的需要,应予以完整保留。髂内血管至膀胱、精囊、前列腺、直肠分支表面被覆的内脏筋膜形成的泌尿-生殖筋膜壁层,向前方包被膀胱,构成膀胱前腹侧的固有筋膜,向下包绕尿道前方。泌尿-生殖筋膜壁层与骨盆壁层筋膜之间形成膀胱前间隙。

邓氏筋膜为双层膜结构,包括邓氏筋膜前叶与邓氏筋膜后叶(直肠固有筋膜)。在精囊与前列腺交界水平(男性),邓氏筋膜前叶向两侧大致分为3层:前层向前与前列腺被膜融合,参与构成前列腺被膜;中层向两侧逐渐消失,包绕邓氏筋膜两侧或附着于盆壁筋膜;后层与腹下神经前筋膜相移行包绕直肠固有筋膜。理论上邓氏筋膜前叶后层与直肠固有筋膜之间可能存在间隙,但未见相关报道。因此,泌尿-生殖层包绕在直肠的侧方与前方,在泌尿-生殖筋膜脏层与壁层之间,包含了盆腔泌尿、生殖器官以及直肠的共同血管、神经、淋巴系统,构成了这些器官的共同系膜样结构。

常规行直肠中段 TME 时,直肠后方的游离平面在直肠后间隙,切除了直肠后方的泌尿-生殖层;直肠前方的游离平面在直肠周围间隙,通过保全泌尿-生殖筋膜脏层,从而保护直肠侧方、前方下腹下丛及其分支;前、后方游离平面交汇于直肠侧方结构。常规行直肠下段 TME 时,直肠后方的游离平面在肛提肌上方间隙,同样切除了直肠后方的泌尿-生殖层;直肠前方的游离平面在直肠周围间隙,通过保全泌尿-生殖筋膜脏层,从而保护直肠侧方、前方的神经血管束及其分支;前、后方游离平面同样交汇于直肠侧方结构。我们提出的功能性 TME 与常规 TME 在直肠前、后及侧方的处理上均有异同点,后续章节将详细阐述。

第三节　血管、淋巴管、淋巴结与神经

一、直肠血管

直肠动脉血管有直肠上动脉、直肠下动脉及骶正中动脉,彼此间有吻合。直肠上动脉为肠系膜上动脉的直接延续,走行于乙状结肠系膜根内,经骶岬左前方下降至第3骶椎高度分为左、右两支,由直肠后面绕至两侧下行,分支前与乙状结肠动脉之间有吻合,为齿状线以上肠壁供血血管。直肠下动脉多起自髂内动脉前干,部分起自阴部内动脉,左、右各一,经直肠侧韧带进入直肠下部,与

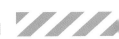

直肠上动脉在齿状线上下相吻合。骶正中动脉起自腹主动脉下段，紧靠骶骨向下走行，主要分布于直肠后壁，为齿状线以上肠后壁主要供血血管。

二、直肠周围淋巴管

直肠的淋巴引流多伴随相应的血管回流，直肠上部的淋巴管沿直肠上血管引流，向上注入肠系膜下淋巴结。直肠下部的淋巴管向两侧沿直肠下血管注入髂内淋巴结；部分淋巴管向后注入骶淋巴结；部分淋巴管穿肛提肌至坐骨直肠窝。直肠与肛管的淋巴管通过吻合支彼此相通，淋巴道转移是直肠癌主要的扩散途径。

三、直肠周围淋巴结

直肠的淋巴引流具有一定的规律。直肠各部分的淋巴伴随着相应的动脉进行引流。直肠黏膜下层和浆膜下层具有丰富的淋巴网络，淋巴通过肠壁的淋巴结依次流向肠上淋巴结、肠旁淋巴结、中间淋巴结和主淋巴结（直肠淋巴结通常分为 4 组，即肠上淋巴结、肠旁淋巴结、中间淋巴结和主淋巴结）。

肠上淋巴结位于腹膜被覆的肠壁和肠脂垂中。在直肠部分，肠上淋巴结往往分布于邻近纵行肌的结缔组织中，又被称为 Gerota 淋巴结（或者 Gerota 结节）。肠上淋巴结在年轻人肠壁上分布较多，在老年人肠壁上分布较少；肠上淋巴结分布于全结肠，在乙状结肠中的分布是最为广泛的。肠旁淋巴结主要沿着边缘动脉（边缘血管弓）和直动脉分布。中间淋巴结是伴随"初级结肠动脉"分布的淋巴结，这一组淋巴结主要沿着相对应结肠的主要动脉进行分布。主淋巴结是位于肠系膜上动脉和肠系膜下动脉根部的淋巴结，主淋巴结主要接收肠旁和中间淋巴结的引流，也可能直接接收肠上淋巴结的引流。

直肠上 2/3 的淋巴完全向上流向肠系膜下淋巴结，然后到达主动脉旁淋巴结；直肠下 1/3 的淋巴不仅向头侧沿着痔上动脉和肠系膜下动脉引流，而且向侧面流到髂内淋巴结。在肛管部，齿状线是两种不同淋巴回流系统的分界：齿状线头侧淋巴流向肠系膜下和髂内淋巴结，齿状线尾侧淋巴沿直肠下淋巴管流向腹股沟浅淋巴结，少数流向痔下动脉区域。最终，淋巴通过主动脉旁淋巴结注入乳糜池。

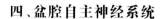

四、盆腔自主神经系统

(一)盆腔自主神经系统概述

根据周围神经在各器官、系统中的分布区域,周围神经可分为躯体神经和内脏神经。躯体神经发自脊髓,分布于体表、骨、骨骼肌和关节;内脏神经则支配内脏、平滑肌及腺体。其中内脏神经中的传出部分,支配不特定的、不受主观意志所控制的平滑肌、心肌和腺体的活动,故内脏神经又称为自主神经或植物神经。内脏神经和躯体神经一样,也含有感觉和运动两种纤维成分。根据形态、功能和药理的特点进行分类,内脏运动神经分为交感神经和副交感神经两种,二者通常共同支配一个器官,对内脏器官形成双重神经支配。在来源、形态结构、分布范围及行使功能上,交感神经与副交感神经各有不同特点。

(二)直肠癌根治术有关的自主神经系统

1. 盆腔自主神经系统构成

支配结直肠的交感神经中枢位于胸髓和腰髓,副交感神经中枢位于脑干和骶髓。第 11 胸椎至第 3 腰椎前外侧的交感神经节发出腰内脏神经,向前内侧走行在腹主动脉分叉部位附近,形成上腹下丛。解剖学形态上,分叉上位型占比为 53.6%,分叉部位型占比为 5.9%,分叉下位型占比为 40.5%。上腹下丛在骶岬的部位分为左、右腹下神经,走向直肠的两侧。盆内脏神经为 S2~S4 的副交感神经分支,参与构成盆丛。有 35%~50% 的人骶交感干发出细小神经分支,称为骶内脏神经。盆腔神经丛由交感神经和副交感神经构成,交感神经有上腹下丛,左、右腹下神经,骶内脏神经;副交感神经为盆内脏神经。盆腔神经丛向左结肠系膜内发出支配左半结肠的副交感神经分支,向直肠中下段发出副交感神经分支支配直肠和肛门内括约肌,从前上角发出支配膀胱和精囊的神经分支。大部分走向前方的神经与髂内动脉分支膀胱下动脉的血管分支组成神经血管束,分布到前列腺、尿道球部和阴茎海绵体。

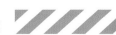

2. 盆腔内神经的走行与分布

（1）盆腔内的内脏神经丛：上腹下丛主体位于由左、右髂总动脉和骶岬围成的髂间三角内，左髂总静脉和第5腰椎前面被结缔组织包绕。于腹主动脉分叉处前面，约平对第5腰椎前方，主干多偏向中线左侧方，右侧较左侧发达，沿肾前筋膜的背侧下行，紧贴肠系膜下动脉。所以肠系膜下血管可作为术中上腹下丛的找寻标志。上腹下丛起源于第10胸椎至第3腰椎旁的腹主动脉旁交感神经干，在肠系膜下动脉根部，肠系膜下丛汇入上腹下丛。沿着肾前筋膜的背侧向下降至骶岬，紧贴于骶岬下方1～2 cm处分为左、右腹下神经。有文献指出，左、右腹下神经夹角为89°～101°，总体走行于输尿管和髂总动脉内侧约2 cm处。He等充分暴露各级神经后用10倍显微镜或游标卡尺测得各神经的长度及宽度，其中上腹下丛长（61.0±35.0）mm，在骶岬处宽为（4.8±0.3）mm。Petros等的研究指出，上腹下丛的成分并非单一的神经纤维，既含有交感神经、副交感神经，同时也包括感觉神经。其中交感神经成分为主动脉丛的移行部分及脊髓第3至第4腰椎节段发出的腰内脏神经，而副交感神经成分则为部分盆内脏神经。

腹下神经、盆内脏神经、骶内脏神经在直肠侧面的后下方1/3处汇合，形成盆丛，也称下腹下丛。右侧盆丛较长、较宽。盆丛位于输尿管后下方、膀胱及精囊的背侧，被结缔组织锚定在盆壁上，较易与直肠系膜分离。该神经丛在近直肠中动脉前外侧与之一同下降，并与动脉一起被盆壁层筋膜覆盖。盆丛包含交感神经、副交感神经和感觉神经3种成分。其中交感神经来源于腹下神经的交感成分，副交感神经来源于盆内脏神经。盆丛向外发出不同分支，在男性分布于膀胱、输尿管下段、输精管和阴囊，继续延伸为海绵体神经分布于阴茎；在女性则沿子宫动脉分布于子宫阔韧带，继续延伸为海绵体神经分布于阴蒂。这些分支均被筋膜所包裹，因而也称作神经血管束。盆丛通向不同器官的分支在各器官附近分别交织成丛，分别为直肠丛、子宫阴道丛、前列腺丛及膀胱丛。

上腹下丛形态及位置相对比较规则和固定。行直肠癌扩大根治术时，需清扫腹主动脉下端分叉处，即两髂总动脉之间的淋巴结，这个位置的上腹下丛紧贴于骶岬凸出面，过早过深地进入直肠后间隙或术中过度牵拉乙状结肠系膜，都可能导致上腹下丛损伤。单侧神经受损会出现逆行射精，具体表现为射精神经反应链异常，膀胱颈括约肌收缩功能障碍，射精时尿道内口不能关闭而引起逆行射精。若两侧神经损伤,会导致男性射精功能障碍和尿失禁以及女性高潮强度下降。术中应锐性分离直肠后间隙,注意保护上腹下丛。

(2)盆内脏神经:由脊髓第2至第4骶椎节段的骶副交感核发出节前纤维,先随骶神经出骶前孔,继而从骶神经中分出,组成盆内脏神经。其中脊髓第3骶椎节段发出的神经组成主干,第2、第4骶椎节段的盆内脏神经发出后加入该主干。神经由后向前依次穿过骶前筋膜、骶前筋膜与盆壁层筋膜组成的直肠后间隙,走行于盆壁中央的后下方,在盆壁层筋膜与腹下神经汇合,形成一个"Y"形,加入下腹下丛,即盆丛。盆内脏神经为副交感神经节前纤维,其中含有部分传入纤维,传递内脏感觉。盆内脏神经的一部分纤维随盆丛分支分布于盆腔脏器的表面或壁内,另一部分纤维上行支配结肠左曲后的肠段,包括降结肠及乙状结肠。

(3)骶内脏神经:由脊髓第4骶椎节段的骶交感核发出节前纤维,经过骶交感干神经节换元后发出的节后纤维组成。骶内脏神经仅有单纯的交感神经成分,其走行与盆内脏神经相同:从骶孔出来后向前穿过多层筋膜,最终与盆内脏神经、腹下神经汇合于下腹下丛,即盆丛。

(4)海绵体神经:由下腹下丛中盆内脏神经的根部发出放射状的分支向膀胱、前列腺及生殖器官走行的神经。海绵体神经在神经血管束中与阴部神经伴行,走行于邓氏筋膜两层之间。最终海绵体神经从筋膜的后外侧走行出来,到达前列腺底部紧邻直肠韧带。由于邓氏筋膜两层之间的间隙为手术层面,且直肠分离时需要切断直肠侧韧带,故而神经血管束中海绵体神经及阴部神经的损伤在手术中较常见。也有研究表明,在一些个体中,海绵体神经平铺在前外侧中央动脉表面或前列腺后部。海绵体神经包含交感神经、副交感神经及感觉神经3种成分。Ganzer等的研究表明,在前外侧中央动脉附近的交感神经占大部分,多分布至尿道括约肌,一小部分分布至前列腺间质。神经血管束中的副交感神经控制勃起功能。海绵体神经在部分盆腔脏器表面交织成丛,分为子宫阴道丛、前列腺丛及膀胱丛。

(5)盆腔的感觉神经:盆腔神经中分布着丰富的感觉神经,常与交感神经或副交感神经伴行,向脊髓传入皮肤表面的感觉或内脏器官的痛觉及压力觉等信息。含有感觉神经纤维的神经或神经丛为上腹下丛、腹下神经、盆内脏神经、盆丛、海绵体神经和阴部神经。盆腔中支配下尿道和男性生殖器官的交感神经纤

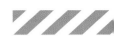

维主要来自脊髓第 11 胸椎至第 2 腰椎节段,它们由脊髓发出脊神经前根并通过白交通支到达椎体旁的交感神经链,然后汇聚成网络状神经纤维丛,发出不同分支支配相应盆腔器官。交感神经主要负责控制前列腺和精囊的分泌、射精功能及尿道括约肌的收缩功能,因此手术中若损伤盆腔内交感神经,可能出现逆行射精或不射精及术后排尿功能障碍。副交感神经纤维主要来自脊髓 S2 至 S4 神经根,可控制阴茎勃起,具体表现为扩张血管、增加海绵窦内动脉血流量,同时可促进膀胱逼尿肌收缩。若副交感神经损伤,可导致阴茎勃起功能障碍、尿潴留及尿失禁等。盆腔内脏感觉神经主要接受内感受器收到的来自内脏的各种刺激,并将刺激信号转化为内脏感觉性神经冲动传导至中枢神经,中枢神经则直接通过内脏运动神经或间接通过体液调节来维持盆腔内各器官的正常功能。

(三) 盆腔自主神经的功能

1. 盆腔自主神经与排便功能

排便是一种反射活动,粪便进入直肠时,刺激直肠壁内的感受器,冲动沿盆神经和腹下神经中的传入纤维传至脊髓腰骶部的初级排便中枢。同时传入冲动还上传至大脑皮质,引起便意。如条件许可,冲动通过盆腔内神经的传出纤维(副交感纤维)传出,引起降结肠、乙状结肠和直肠收缩,肛门内括约肌舒张,与此同时,阴部神经的传出冲动减少,肛门外括约肌舒张,粪便则排出体外。此外,支配腹肌和膈肌的神经兴奋,腹肌和膈肌收缩,腹内压增加,促进排便。如条件不许可,大脑皮质发出冲动,下行抑制脊髓腰骶部初级中枢的活动,抑制冲动沿腹下神经传出纤维(交感纤维)传出,使肛门括约肌紧张性增加,乙状结肠舒张,排便反射则被抑制。正常排便的调节有赖于诸多因素的协同作用:①盆腔自主神经功能的完整;②肛提肌功能的完整;③肛门括约肌的完整。

2. 盆腔自主神经与排尿功能

排尿是储存于膀胱中的尿液达到一定量时,一次性地通过尿道排出体外的过程。排尿是一种复杂的反射活动,受中枢神经系统控制。膀胱是中空肌性器官,位于骨盆的前部,由韧带与盆腔相连。膀胱壁内衬皱褶的黏膜,外层有平滑肌纤维束交织成网而形成的逼尿肌。在膀胱和尿道连接处,平滑肌纤维束较多,形成交叉的肌肉袢,称为尿道内括约肌。尿道在通过尿生殖膈的部位被环形横纹肌纤维包绕,该环形横纹肌组成尿道外括约肌。平时膀胱逼尿肌舒张,尿道括约肌收缩,膀胱起储存尿液的作用。膀胱逼尿肌紧张时伴有节律性收缩和舒张,最终膀胱逼尿肌收缩而尿道括约肌舒张,引起排尿。

与排尿相关的周围神经主要包括:①腹下神经:属交感神经,支配膀胱及尿道内括约肌等,传导兴奋以增强尿道内括约肌的紧张性与减弱膀胱逼尿肌的紧张性,与膀胱的储尿功能有关。②盆神经:属副交感神经,支配膀胱及尿道后括约肌,传导兴奋引起膀胱逼尿肌收缩和尿道括约肌舒张,促进排尿。③阴部神经:属躯体神经,支配尿道外括约肌和会阴部的横纹肌,引起尿道外括约肌的紧张性收缩,可阻止排尿或中断排尿。

3. 盆腔自主神经与性功能

男性正常的性功能主要包括性兴奋、阴茎勃起、性交、射精和性高潮等,阴茎勃起是其基本功能。阴茎勃起有赖于健全的神经反射通路、正常的内分泌功能、充分的动脉血输入和静脉血流出的有力阻断、正常的阴茎解剖结构四个部分的互相协调与配合。射精是一种反射性动作,指男性性行为时通过生殖系统各部位一系列协调动作,由阴茎射出精液。射精神经反射包括两步脊髓反射,初级中枢在脊髓腰骶段,其感觉冲动由阴茎龟头的触觉感受器传入。

女性正常的性功能主要包括性唤起、性兴奋、性高潮等。目前认为女性性功能是由三级神经中枢调节的。第一级中枢,也就是性功能的初级中枢,位于脊髓低段,亦称脊髓中枢,通过躯体干神经和交感、副交感神经支配内、外性器官,参与性兴奋和性行为的调节;第二级中枢,是位于下丘脑和后脑的皮质下中枢,主要通过分泌促性腺激素释放激素而调节性功能;第三级中枢,是位于大脑皮质的边缘系统,特别是隔区和有关的结构,是性功能调节的最高中枢。

与性功能相关的盆腔自主神经主要包括:①腹主动脉丛:呈丛状经腹主动脉前方和侧方下行,包绕肠系膜下动脉,因此在清扫肠系膜下动脉根部及腹主动脉前方的淋巴结时容易受到损伤。②腹下神经:于骶岬处游离直肠上段后方时容易受到损伤。③下腹下丛:处理侧韧带时容易受到损伤。④下腹下丛传出支:处理邓氏筋膜外侧部、紧贴精囊和前列腺外缘处理、处理来自下腹下丛发出的支配精囊和前列腺的神经等时容易受到损伤。

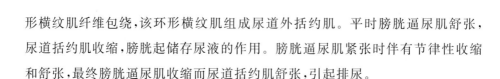

参考文献

[1] 篠原尚,水野惠文,牧野尚彦.图解外科手术:从膜的解剖解读术式要点

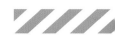

（第 3 版）[M].刘金钢,译.沈阳:辽宁技术出版社,2013.

[2] HEALD R J,HUSBAND E M,RYALL R D. The mesorectum in rectal cancer surgery—the clue to pelvic recurrence?[J].Br J Surg,1982,69(10):613-616.

[3] 姚学清,林锋,卿三华,等.直肠系膜的形态学特点及其临床意义[J].中国临床解剖学杂志,2006,24(4):398-401.

[4] 邱健,苏军龙,阎立昆,等.间介中胚层、泌尿-生殖层与直肠周围筋膜[J].中华结直肠疾病电子杂志,2018,7(4):320-325.

[5] 池畔,王枭杰,官国先,等.全直肠系膜切除术中直肠系膜分离终点线的发现和解剖及其临床意义[J].中华胃肠外科杂志,2017,20(10):1145-1150.

[6] KIHARA K,SATO K,ANDO M,et al. Control of bilateral seminal emissions from ejaculatory ducts by a lumbar splanchnic nerve[J].Am J Physiol,1993,265(4 Pt 2):R743-R748.

[7] PARASKEVAS G,TSITSOPOULOS P,PAPAZIOGAS B,et al. Variability in superior hypogastric plexus morphology and its clinical applications:a cadaveric study[J].Surg Radiol Anat,2008,30(6):481-488.

[8] HE J H,WANG Q,CAI Q P,et al. Quantitative anatomical study of male pelvic autonomic plexus and its clinical potential in rectal resection[J].Surg Radiol Anat,2010,32(8):783-790.

[9] HAVENGA K,MAAS C P,DERUITER M C,et al. Avoiding long-term disturbance to bladder and sexual function in pelvic surgery,particularly with rectal cancer[J].Semin Surg Oncol,2000,18(3):235-243.

[10] LU S,XU Y Q,CHANG S,et al. Clinical anatomy study of autonomic nerve with respective to the anterior approach lumbar surgery[J].Surg Radiol Anat,2009,31(6):425-430.

[11] DANIELS I R,WOODWARD S,TAYLOR F G,et al. Female urogenital dysfunction following total mesorectal excision for rectal cancer[J].World J Surg Oncol,2006,4(1):6.

[12] MIRILAS P,SKANDALAKIS J E. Surgical anatomy of the retroperitoneal

spaces,part Ⅳ:retroperitoneal nerves[J]. Am Surg,2010,76(3):253-262.

[13] 邱健,苏军龙,阎立昆,等.男性泌尿生殖层的层面解剖及其临床意义研究[J].中国实用外科杂志,2021,41(1):107-113.

[14] ALSAID B,BESSEDE T,DIALLO D,et al. Computer-assisted anatomic dissection (CAAD):evolution,methodology and application in intra-pelvic innervation study[J]. Surg Radiol Anat,2012,34(8):721-729.

[15] AKASU T,SUGIHARA K,MORIYA Y. Male urinary and sexual functions after mesorectal excision alone or in combination with extended lateral pelvic lymph node dissection for rectal cancer[J]. Ann Surg Oncol,2009,16(10):2779-2786.

[16] LINDSEY I,GUY R J,WARREN B F,et al. Anatomy of Denonvillier's fascia and pelvic nerves,impotence,and implications for the colorectal surgeon[J]. Br J Surg,2000,87(10):1288-1299.

[17] KARAM I,DROUPY S,ABD-ALSAMAD I,et al. Innervation of the female human urethral sphincter:3D reconstruction of immunohistochemical studies in the fetus[J]. Eur Urol,2005,47(5):627-633.

[18] RUNKEL N,REISER H. Nerve-oriented mesorectal excision (NOME): autonomic nerves as landmarks for laparoscopic rectal resection[J]. Int J Colorectal Dis,2013,28(10):1367-1375.

[19] TAKENAKA A,LEUNG R A,FUJISAWA M,et al. Anatomy of autonomic nerve component in the male pelvis:the new concept from a perspective for robotic nerve sparing radical prostatectomy[J]. World J Urol,2006,24(2):136-143.

[20] GANZER R,STOLZENBURG J U,WIELAND W F,et al. Anatomic study of periprostatic nerve distribution:immunohistochemical differentiation of parasympathetic and sympathetic nerve fibres[J]. Eur Urol,2012,62(6):1150-1156.

[21] WALSH P C,DONKER P J. Impotence following radical prostatectomy: insight into etiology and prevention[J]. J Urol,1982,128(3):492-497.

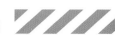

[22]　BAADER B，HERRMANN M. Topography of the pelvic autonomic nervous system and its potential impact on surgical intervention in the pelvis[J]. Clin Anat,2003,16(2):119-130.

[23]　江东根,高新.男性盆腔内脏神经解剖研究进展[J].中华腔镜泌尿外科杂志(电子版),2013,7(2):81-85.

第四章

功能性 TME 的内涵与理论体系的形成

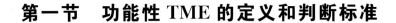

第一节　功能性 TME 的定义和判断标准

20 世纪 80 年代 Heald 教授提出的全直肠系膜切除术（total mesorectal excision，TME），目前已经成为中低位直肠癌的标准术式。TME 强调完整地切除盆腔筋膜脏层包绕的直肠及其周围淋巴、脂肪和血管，同时切除的直肠系膜达肛提肌水平或超过肿瘤下缘 5 cm 的直肠组织水平，从而使直肠癌术后局部复发情况获得极大的改善。随着直肠癌患者的长期生存率大幅提高，人们对直肠癌的治疗已不仅单纯地要求根治和长期生存，还越来越关注术后患者的生理功能和生活质量。研究发现，TME 后发生排尿功能障碍和性功能障碍仍是难以解决的问题，其中术后排尿功能障碍和性功能障碍的发生率分别达 18%～27% 和 11%～55%。这种高比率的术后功能障碍可能归因于与泌尿和性功能相关的盆腔自主神经（pelvic autonomic nerve，PAN）损伤。

随着三维（three-dimensional，3D）技术在临床医学中的迅速发展，3D 腹腔镜已被大多数外科医生所熟知，其在解剖层和微观结构的可视化方面具有巨大优势。同样，3D 腹腔镜也为盆腔自主神经的识别提供了更坚实的技术基础，尤其是在识别神经周围的膜组织上。基于盆腔自主神经识别技术的改进，我们研究发现，在盆腔自主神经走行的路径上，神经周围总是伴随着少量的脂肪和极细小毛细血管的分布，并且上述神经、脂肪和毛细血管总是被一层纤细的膜状

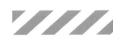

组织覆盖,从而构成一个延续的平面。因此我们提出了神经层面的概念,即盆腔自主神经及其周围脂肪和极细小毛细血管,以及被覆于这三者上方的纤细的膜状组织所形成的复合结构。神经层面为最靠近结直肠固有筋膜的一个有功能的多结构层面,其中的盆腔自主神经支配泌尿与生殖功能,伴行血管营养神经,周围脂肪组织保护神经及其伴行小血管,膜状结构包被其下的盆腔自主神经和与盆腔自主神经伴行的极为细小的毛细血管,以及周围的脂肪组织。我们在手术中还发现,神经层面与结直肠固有筋膜间固定存在一层无血管的疏松结缔组织间隔(我们称其为第一间隙)。在胚胎发育期间,直肠和肛管的上部(2/3)来自后肠的内胚层及脏壁中胚层,而盆腔自主神经来自神经外胚层。因此,直肠与其周围神经之间存在一个自然间隙,即我们提出的第一间隙,我们认为这是行直肠癌根治术时最佳的一个解剖间隙。在第一间隙内游离不仅能完整切除直肠固有筋膜,而且能很好地保全神经层面,有利于在保留盆腔自主神经的同时保留盆腔自主神经的滋养血管及周围筋膜和脂肪组织,有利于术后神经功能的保全,所以我们认为神经层面上的第一间隙有可能成为行直肠癌根治术时最适合的外科手术解剖指引(图 4-1)。

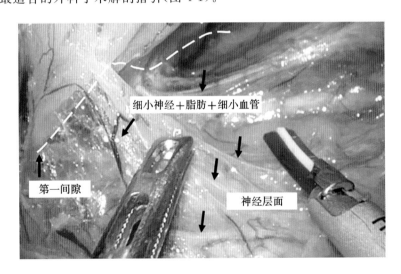

图 4-1　神经层面

基于上述两点发现,我们提出了"功能性全直肠系膜切除术"(functional total mesorectal excision,功能性 TME)的概念。功能性 TME 是指在腹腔镜下直肠癌根治过程中,以神经层面为指引,解剖全程控制在该层面与结直肠固有筋膜间的疏松结缔组织中,从而保证神经层面与结直肠固有筋膜的完整性,这样的手术方式能兼顾肿瘤根治和神经功能保护。功能性TME理论上的优势包括：①解剖过程在疏松结缔组织中进行，该区域为无血管区，从而减少了术中、术后因热传导与创面渗液、炎性介质等理化因素对盆腔自主神经的损伤。②功能性TME不仅保留了盆腔自主神经，还保留了盆腔自主神经、周围脂肪、极细小毛细血管与其表面覆盖的筋膜所构成的延续的平面，降低了术后因保护性脂肪组织的缺乏或滋养血管的减少所引起的神经功能受损率。③手术全过程以神经层面为引导，不再刻意寻找与暴露神经，不仅减小了牵拉单根神经时的张力，还降低了手术操作难度。同时因为神经层面的延伸与拓展效应，功能性TME在低位骶骨正中部位等缺乏可辨识神经走行的区域更具有明显优势。

因此，功能性TME是在腹腔镜直肠癌手术中，以神经层面为指引，解剖及游离全程维持在第一间隙的手术。功能性TME不仅可保证整个直肠系膜的完整性（肿瘤根治的保证），也可保护盆腔自主神经（术后功能保护）。因此，功能性TME的判断标准包括创面无血，切除面、保留面完整光滑，神经层面完整保留等。

第二节　功能性TME的发展进程

结直肠癌是消化道常见的恶性肿瘤之一，近年来，我国结直肠癌的发病率和死亡率不断上升。目前直肠癌的常见治疗方式主要是以手术切除为基石的综合治疗。自1908年Miles提出经腹会阴联合切除术（abdominoperineal resection，APR）治疗直肠癌以来，在半个多世纪里APR一直是直肠癌，特别是低位直肠癌的标准术式。但这种传统的直肠癌根治术有较高的局部复发率，且术后患者排尿和性功能障碍发生率较高。术后功能障碍高发可能归因于与排尿和性功能相关的盆腔自主神经损伤。

1983年日本学者土屋周二提出的盆腔自主神经保留术（PANP）可以最大限度地减少患者术后泌尿、生殖功能障碍的发生。随后，许多学者对PANP的解剖学基础以及术后功能评价进行了大量的研究。1996年Sugihara等根据神经保护的程度将PANP分为四型：Ⅰ型，完全保留盆腔自主神经；Ⅱ型，切断下腹神经丛，保留双侧盆丛；Ⅲ型，切断下腹神经丛及患侧盆丛，保留健侧盆丛；Ⅳ型，完全切断盆腔自主神经。尽管PANP的引入显著改善了直肠癌患者术后泌

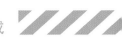

尿、生殖功能,提高了患者术后生活质量,但采用不同分型的 PANP,直肠癌患者术后泌尿、生殖功能障碍发生率不同。Enker 等按 Sugihara 分型法研究发现,尽管 PANP 显著降低了直肠癌患者术后排尿与性功能障碍的发生率,但其效果仍不十分显著,Ⅰ～Ⅳ型 PANP 后排尿功能障碍发生率分别为 11.1%、38.5%、77.1% 和 77.8%;Ⅰ型 PANP 后射精功能障碍发生率为 30.6%,Ⅱ、Ⅳ型几乎为 100%。尽管术前新辅助放化疗以及术后辅助化疗可能会增高术后功能障碍的发生率,但是这种高比率的术后功能障碍主要还是由外科医生缺乏解剖学知识和术中较差的盆腔自主神经可视化所导致的与排尿和性功能相关的盆腔自主神经损伤所引起。

随着医疗设备的更新升级和外科技术理念的不断完善,直肠癌患者术后泌尿、生殖功能障碍得到了极大的缓解。从医疗设备方面看,近年来高清 3D 腹腔镜的引入不仅提供了高清的视觉体验和立体的 3D 重建效果,还在游离的层次感和显微结构的可视化方面具有巨大优势。其中机器人技术不仅提供了 3D 手术视图,手术医生还可以自主调整最佳放大倍数和摄像机角度查看所需的精细操作区域,从而有助于精细解剖和稳定牵引,再辅以灵巧的机器人器械,从而进一步减少了术中盆腔自主神经的损伤。许多文献报道,这些医疗设备的更新升级可以在一定程度上降低直肠癌患者术后泌尿、生殖功能障碍的发生率。在外科技术理念方面,近年来许多学者在 TME 基础上相继提出了多种改良术式及技术,除了保留盆腔自主神经的全直肠系膜切除术(TME)外,还有类似于“膜解剖”理念下的盆腔自主神经保护技术、神经指引的直肠系膜切除术(nerve-oriented mesorectal excision,NOME)、膜引导的盆腔自主神经保留术(fascia-orientation of pelvic autonomic nerve preservation,FOPANP)、保留邓氏筋膜的改良全直肠系膜切除术(innovative TME,iTME)、部分保留邓氏筋膜的全直肠系膜切除术以及术中盆腔神经检测(pelvic intraoperative neuromonitoring,PIONM)。上述术式及技术均是为提高直肠癌患者术后泌尿、生殖功能保护水平的有益尝试(具体差异详见后续章节)。然而大部分术式及技术的理念更多的是注重盆腔自主神经的解剖学保留,而不是神经功能的保护,即尽管盆腔自主神经得到了很好的保留却损伤了神经的功能,因此直肠癌患者术后的泌尿、生殖功能还可以得到进一步的改善。如前一节所述,基于神经层面以及第一间隙概念的提出,我们首次提出将传统直肠癌根治术中盆腔自主神经保留向神经功能保护转变的手术理念,即提出神经层面指引的功能性 TME。功能性 TME 是在腹腔镜下,以神经层面为指引,解剖及游离全程维持在第一间隙的直肠癌手术,不仅对盆腔自主神经主干进行了保护,也保护了小的神经分支以及交通支,并且保护了神经的营养血管以及周围薄膜组织,减少了各种能量平台的热传导损伤,以及创面渗液、炎性介质等理化因素对神经的损伤,还减少了术后因保护性脂肪组织的缺乏或滋养血管的减少所引起的神经功能受损。为进一步验证功能性 TME 的临床应用并提供更高等级的循证医学证据,我们开展了一系列的临床研究,目前回顾性研究已经证实,相较于传统的 TME,功能性 TME 更有助于加快患者术后排尿及性功能障碍的恢复,可作为一种更佳的盆腔自主神经功能保护的手术技术。目前多中心前瞻性的临床研究正在招募受试者,期待后续相关结果公布。

第三节　功能性 TME 和 TME 的关系

功能性 TME 指在腹腔镜直肠癌根治术的过程中,以神经层面为指引,解剖及游离全程控制在该层面与结直肠固有筋膜间的疏松结缔组织中,从而保证神经层面与结直肠固有筋膜的完整性。因此它同样符合 TME 中强调的在 Holy plane 内进行游离,从而完整切除直肠肿块及其引流淋巴管等周围包裹组织的要求。因此功能性 TME 同样遵循 TME 的手术原则:①直视下锐性解剖直肠系膜周围盆腔筋膜壁层和脏层之间的无血管界面,保证切除标本的直肠系膜完整无撕裂;②对于中低位直肠癌,应切除肿瘤远端不少于 2 cm 的肠管,其中远切缘距肿瘤 1～2 cm 者,建议术中行冰冻病理检查证实切缘阴性;③直肠系膜应被全部切除或直肠系膜远切缘距离肿瘤 5 cm 及以上。因此功能性 TME 在兼顾肿瘤根治的同时更能注重对神经功能的保护。但功能性 TME 与 TME 相比,在手术操作及神经保护方面需要注意如下几个方面:肠系膜下丛的保护及 No.253 淋巴结的清扫、第一间隙是否存在、直肠骶骨筋膜的处理、邓氏筋膜的处理、神经血管束的处理以及直肠系膜与神经层面的完整性等。

一、肠系膜下丛的保护及 No.253 淋巴结的清扫

肠系膜下丛(inferior mesenteric plexus,IMP)是由腹主动脉丛左右干绕过

肠系膜下动脉(inferior mesenteric artery,IMA)所形成的,术中 IMP 损伤可能导致直肠癌患者出现术后排尿和性功能障碍。根据日本第 8 版《大肠癌诊疗规范》指南,直肠癌 No.253 淋巴结定义为 IMA 起始部至左结肠动脉之间沿着 IMA 周围分布的淋巴结。根据不同的 T 分期,No.253 淋巴结转移率为 $0.3\%\sim8.6\%$,并且整块的 No.253 淋巴结清扫存在一定的难度,还存在损伤 IMP 的风险。但是许多研究已经证实,No.253 淋巴结转移是影响结直肠癌患者预后的重要因素,并且许多指南包括日本结直肠癌学会指南以及美国结直肠外科医师协会临床实践指南均一致认为术前临床分期为 $T_{2\sim4}N_+$ 期的直肠癌患者需进行整块的 No.253 淋巴结清扫。常规 TME 中,通常选在距离腹主动脉起点 $0.5\sim1.0$ cm 处结扎 IMA,清扫整块的 No.253 淋巴结,从而容易导致 IMP 损伤。然而,在功能性 TME 中,IMP 神经层面被认为是 No.253 淋巴结清扫的背侧边界,神经层面内的 No.253 淋巴结是腹腔镜直肠癌根治术中应该清扫的区域内淋巴结,而神经层面外的 No.253 淋巴结属于系膜外的淋巴结(图 4-2),手术中没有必要因为神经层面外的 No.253 淋巴结清扫而导致 IMP 损伤,因此术中对 IMP 神经层面的保护不仅能保证必要的神经层面内的淋巴结清扫,还能最大限度地避免 IMP 损伤。功能性 TME 与常规 TME 中对 IMP 的保护及对 No.253 淋巴结清扫的差异如图 4-3 所示。

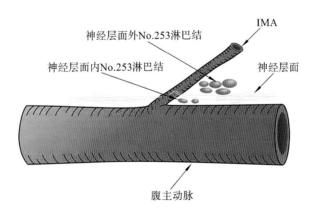

图 4-2 神经层面内及神经层面外 No.253 淋巴结示意图

注:No.253 淋巴结被肠系膜下丛神经层面分为神经层面内

及神经层面外 No.253 淋巴结。

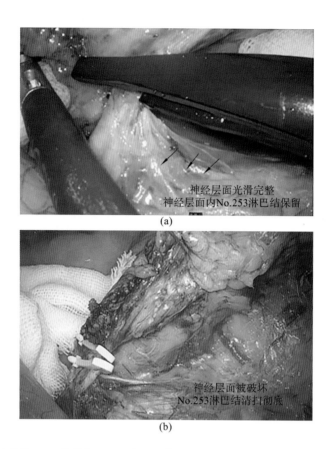

图 4-3　功能性 TME 与常规 TME 对肠系膜下丛的保护及 No. 253 淋巴结清扫的差异

(a)功能性 TME 中,清扫神经层面内的 No.253 淋巴结,保留神经层面外的 No.253 淋巴结;

(b)常规 TME 中,彻底清扫整块 No.253 淋巴结

二、第一间隙是否存在

直肠固有筋膜与 Gerota 筋膜或骶前筋膜的间隙称为 Holy plane,TME 中强调在此间隙内进行锐性游离,不刻意强调第一间隙。而在功能性 TME 中,Holy plane 通过牵引和反牵引分为五层结构,包括直肠固有筋膜、神经层面上方的疏松结缔组织(第一间隙)、神经层面、神经层面下方的疏松结缔组织(第二间隙),以及 Gerota 筋膜或骶前筋膜(图 4-4)。外科医生需要足够的耐心才能找到第一间隙,才能更好地保护神经周围的膜组织、细小的毛细血管和包括小分支在内的盆腔自主神经,因为术中热损伤、缺血性损伤、神经拉伸以及局部炎

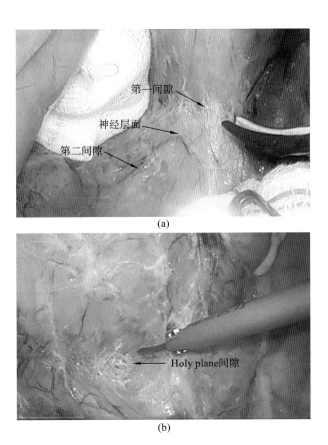

图 4-4　功能性 TME 与常规 TME 中第一间隙的差异

（a）功能性 TME 中，第一间隙位于神经层面上方；

（b）常规 TME 中，仅存在 Holy plane，无第一间隙存在

症效应所产生的化学因素均能影响神经的功能。常规 TME 没有区分第一及第二间隙，容易出现细小的神经分支损伤，而功能性 TME 中，在第一间隙内进行锐性游离，能在保证肿瘤根治的前提下最大限度地保护神经功能。

三、直肠骶骨筋膜的处理

目前大部分外科医生认为，直肠骶骨筋膜是由腹下神经前筋膜与直肠固有筋膜融合而形成的，在直肠后间隙游离至第 3 至第 4 骶椎水平处可见直肠骶骨筋膜横隔直肠后间隙，该筋膜中存在包括左、右腹下神经的交通支在内的一些细小神经的分支。在常规 TME 中，当直肠后间隙向尾侧方向游离至第 3 至第

4 骶椎水平时，直接切断直肠骶骨筋膜后进入肛提肌上间隙，很容易造成左、右腹下神经间交通支的损伤。但在功能性 TME 中，可以通过加强主刀和助手之间的牵引和反牵引的作用，辨认出神经层面上方的第一间隙，沿此间隙一直向尾侧游离并越过直肠骶骨筋膜可直接进入肛提肌上间隙，因此可避免损伤被神经层面所覆盖，肉眼不可见的骶前的毛细血管丛，从而避免严重的骶前出血，并且一些细小神经的功能也可以被完整地保留。功能性 TME 与常规 TME 中对直肠骶骨筋膜的处理差异如图 4-5 所示。

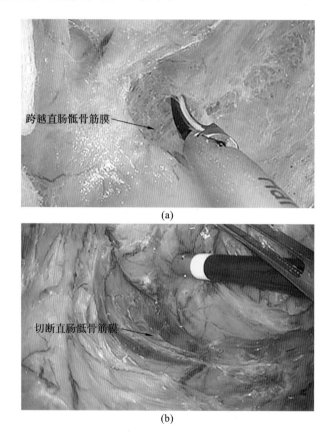

跨越直肠骶骨筋膜

(a)

切断直肠骶骨筋膜

(b)

图 4-5　功能性 TME 与常规 TME 中直肠骶骨筋膜的处理差异

(a)功能性 TME 中跨越直肠骶骨筋膜进入肛提肌上间隙；

(b)常规 TME 中直接切断直肠骶骨筋膜进入肛提肌上间隙

四、邓氏筋膜的处理

邓氏筋膜是在 1836 年由法国学者 Charles-Pierre Denonvilliers 在男性的

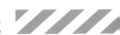

直肠、精囊与前列腺之间发现的薄层致密的结缔组织,随后将其命名为邓氏筋膜。邓氏筋膜位于盆底,头侧起于腹膜反折位置,尾侧经盆膈附于会阴体,双侧附于盆壁筋膜或盆壁筋膜间的疏松结缔组织,呈楔形。从组织学上讲,邓氏筋膜是一种双层膜结构,分为邓氏筋膜前叶和邓氏筋膜后叶(直肠固有筋膜),大致在男性精囊与前列腺交界处,邓氏筋膜前叶向两侧分成三层,前层向前与前列腺被膜融合,参与形成前列腺被膜,中层向两侧包绕神经血管束并逐渐消失或附于盆壁筋膜,后层则包绕直肠固有筋膜与腹下神经前筋膜相移行。有研究认为,邓氏筋膜与下腹下丛传出支关系密切,因此邓氏筋膜的游离或切除很容易导致下腹下丛传出神经损伤,这也正是传统 PANP 始终无法进一步降低排尿和性功能障碍发生率的根源所在,邓氏筋膜的部分或完全切除极易损伤穿行其中的下腹下丛传出神经。在常规 TME 中,首先沿着邓氏筋膜前方的精囊后间隙进行解剖,然后通过倒"U"形切口打开邓氏筋膜,并进入直肠前间隙,保留该筋膜和侧方的盆丛分支,但这种方式会损伤邓氏筋膜前方的交通支,且"U"形切除操作复杂,极易损伤神经血管束(neurovascular bundle,NVB)。但在功能性 TME 中,邓氏筋膜的前叶即为盆丛和 NVB 神经层面的延续,因此功能性 TME 选择沿着两侧 Holy plane 向直肠前方拓展游离进入邓氏筋膜前、后两叶之间的间隙,再沿着神经层面的延续平面向两侧扩展,手术层面选择更加合理,同时也更好地保留了 NVB 和邓氏筋膜前叶等重要结构,从而避免了邓氏筋膜前叶周围的下腹下丛交通支损伤。功能性 TME 与常规 TME 中邓氏筋膜的处理差异如图 4-6 所示。

五、神经血管束的处理

NVB 是美国泌尿外科医生 Walsh 教授通过解剖研究发现的分布于男性精囊、前列腺、阴茎海绵体、输精管末端和膀胱与尿道以及女性阴道、膀胱等处自主神经及其伴随血管的统称,即由来源于盆壁的神经和血管交错联合形成的集束,从精囊的外上方向尾侧走行在前列腺后侧方。NVB 在直肠、前列腺和精囊之间的前方游离过程中容易受到损伤。有研究显示,邓氏筋膜为前、后两叶双层膜结构,前叶向两侧延伸覆盖 NVB,向下在前列腺后方中上缘与前列腺被膜相融合,融合水平以上可见多处细小神经纤维穿过,因此在前列腺背面的邓氏

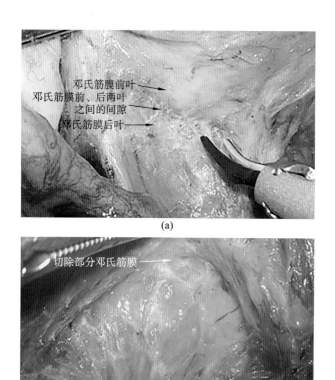

邓氏筋膜前叶
邓氏筋膜前、后两叶之间的间隙
邓氏筋膜后叶

(a)

切除部分邓氏筋膜

(b)

图 4-6 功能性 TME 与常规 TME 中邓氏筋膜的处理差异

(a)功能性 TME 中,沿着邓氏筋膜前、后两叶之间的间隙进入直肠前间隙;

(b)常规 TME 中切除部分邓氏筋膜进入直肠前间隙

筋膜前叶附着缘进行离断或离断水平过低,将损伤该区域的交通支纤维,从而引起患者术后勃起、射精功能障碍。在常规 TME 中,直肠前侧方大概 2 点钟和 10 点钟方向若要继续游离,需要以一个合适的角度从侧方拐弯到前方才可以避免对 NVB 的损伤,且在直肠前侧方游离过程中,需注意盆丛(下腹下丛)和直肠系膜完整,对于年轻外科医生来说,掌握合适的角度进行拐弯并不容易,拐弯过早或角度过小会造成直肠系膜的破坏,拐弯过晚或角度过大可能会导致 NVB 损伤。而在功能性 TME 中,直肠前侧方的游离是以 NVB 神经层面为导向的,手术中不刻意暴露 NVB,自然避开对 NVB 的损伤。功能性 TME 与常规 TME 中 NVB 的处理差异如图 4-7 所示。

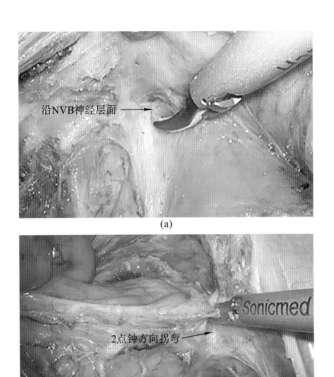

图 4-7　功能性 TME 与常规 TME 中神经血管束(NVB)的处理差异

(a)功能性 TME 中,NVB 不主动显露,被自然绕开;

(b)常规 TME 在 2 点钟、10 点钟方向拐弯切开游离以保护 NVB,偶可见 NVB 显露或脂肪残留

六、直肠系膜和神经层面的完整性

常规 TME 只强调直肠系膜完整,不注重术后神经层面完整,游离后创面欠完整,神经常清晰可见,神经层面存在不同程度的缺损。而功能性 TME 不仅要求术后直肠系膜完整,还强调术后神经层面完整,不仅保证了直肠癌的根治效果,也更好地保护了盆腔自主神经(图 4-8)。

因此,功能性 TME 不仅遵循常规 TME 原则,而且遵循胚胎发育的一致层面形成规律,是常规 TME 的进一步完善,可作为一种更佳的保护盆腔自主神经功能的手术技术。

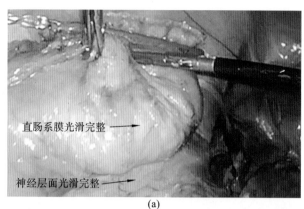

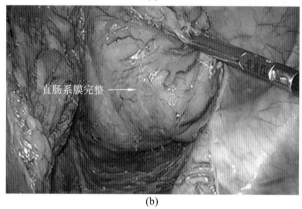

图 4-8　功能性 TME 与常规 TME 后直肠系膜和神经层面完整性的差异

(a)功能性 TME 后直肠系膜和神经层面光滑完整；

(b)常规 TME 后直肠系膜完整但手术创面欠光滑完整

第四节　功能性 TME 和盆腔自主神经保留术（PANP）的关系

一、PANP 的发展

盆腔自主神经由上腹下丛、腹下神经、盆内脏神经、下腹下丛（盆丛）及盆丛传出神经的分支组成,受交感神经、副交感神经及躯体神经共同支配。交感神经纤维起自位于第 12 胸椎至第 2 腰椎水平的腹交感神经节,绕过肠系膜下动脉根部,在腹主动脉前形成上腹下丛,再在腹主动脉分叉处形成左、右腹下神经

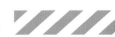

（射精神经），最终沿骨盆壁和髂内动脉内侧进入盆丛的后上角。副交感神经则起自脊髓第 2 至第 4 骶椎节段内脏传入纤维，由相应骶孔发出，穿过骶前孔进入盆丛的下角，称作盆内脏神经（勃起神经）。盆丛由腹下神经、盆内脏神经和交感神经节发出的节后纤维构成，位于腹膜反折下直肠两侧，为菱形或三角形的网状神经板。盆丛又会发出膀胱支、直肠支、子宫支和前列腺支等神经分支，其中，膀胱支支配膀胱肌的收缩和舒张，子宫支及前列腺支则分别控制女性和男性的性器官功能。而盆腔自主神经中的腹下神经和盆内脏神经损伤则分别引起储尿、射精功能障碍和排尿、勃起功能障碍。

在 20 世纪 80 年代，土屋周二认识到盆腔自主神经对泌尿、生殖功能的影响并最早提出将盆腔自主神经保留术（pelvic autonomic nerve preservation，PANP）引入直肠癌根治术中，该方法旨在解决当时直肠癌根治术后广泛发生的严重泌尿、生殖功能障碍的问题。随着对盆腔自主神经解剖的深入研究及PANP 的进一步开展，TME 概念逐渐融入 PANP 中。1992 年 Enker 开始将TME 和 PANP 结合起来（即 TME+PANP），该术式所采用的是沿盆壁筋膜锐性分离，保留盆丛主干，切断其分支的游离方法，使患者术后排尿和性功能障碍发生率明显降低。

二、PANP 的分型及适应证

根据保留的盆腔自主神经的部位及数量的不同，PANP 有多种分型方法，包括 Moriya 分型、Sugihara 分型及北绪庆一分型等。

（一）Moriya 分型：将 PANP 分成 3 型

Ⅰ型：完全保留盆腔自主神经（TPAN），适用于 T_2 期肿瘤患者。
Ⅱ型：完全保留盆神经，切断交感神经，适用于 T_3 期肿瘤患者。
Ⅲ型：部分保留盆神经（PPPN），适用于淋巴结阳性的直肠癌患者。

（二）Sugihara 分型：将 PANP 分成 4 型

Ⅰ型：完全保留盆腔自主神经，适用于直肠周围淋巴结无肿胀，肿瘤局限于肠壁的患者。
Ⅱ型：切断下腹神经丛，保留双侧盆丛，适用于肿瘤下界位于腹膜反折上

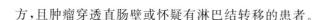

方，且肿瘤穿透直肠壁或怀疑有淋巴结转移的患者。

Ⅲ型：切断下腹神经丛及患侧盆丛，保留健侧盆丛，适用于肿瘤下界位于腹膜反折下方，且肿瘤穿透直肠壁或怀疑有淋巴结转移，但不累及双侧直肠壁的患者。

Ⅳ型：完全切断盆腔自主神经，适用于肿瘤呈环状、下界位于腹膜反折下方，且肿瘤穿透直肠壁或怀疑有淋巴结转移的患者。

（三）北绾庆一分型：将 PANP 分成 2 型

Ⅰ型：完全保留盆腔自主神经，适用于未穿透深肌层、直肠旁淋巴结无明显转移的 Dukes A 期肿瘤，且肿瘤直径小于 3 cm、侵犯直肠周径 1/3 以下的患者。

Ⅱ型：部分保留盆腔自主神经，又分为如下三类。

①保留单侧盆腔自主神经，适用于肿瘤下界位于腹膜反折下方、已穿透直肠壁，但仅一侧的盆丛被侵犯且腹主动脉及骶前无淋巴结肿大的患者。

②保留盆内脏神经（选择性保留），适用于大部分 Dukes B 期、Dukes C 期的患者。

③保留脊髓第 4 骶椎节段盆内脏神经，适用于 Dukes C 期、肿瘤已侵犯较广，但脊髓第 4 骶椎节段盆内脏神经未被侵犯的患者。

三、PANP 的临床疗效及存在的问题

尽管 PANP 的开展在一定程度上改善了直肠癌患者术后的泌尿、生殖功能，但其结果仍无法让人满意。Liu 等发现 TME＋PANP 后勃起功能障碍发生率为 41.9％，射精功能障碍发生率为 42.5％。对于术前存在梗阻的患者，TME＋PANP 组的局部复发率和生存率明显高于单纯 TME 组。Enker 根据 Sugihara 分型法进行的回顾性研究发现，PANP 尽管降低了直肠癌患者术后性功能与排尿功能障碍的发生率，但其效果不显著，Ⅱ、Ⅳ型 PANP 后射精功能障碍发生率仍接近 100％，Ⅰ～Ⅳ型 PANP 后排尿功能障碍发生率分别为 11.1％、38.5％、77.1％ 和 77.8％。汪建平等按 Moriya 分型法观察临床疗效，结果显示，Ⅲ型 PANP 后排尿功能障碍、勃起功能障碍和射精功能障碍的发生率均为 100％。此外，到目前为止，PANP 指征仍存在争议，尚缺乏具体的操作规范、操作要点与质量评估体系。PANP 更多强调的是保护解剖学意义上的盆腔自主神经，而

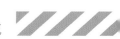

对所保留的盆腔自主神经的功能尚缺乏足够的关注与研究。即使是完全保留盆腔自主神经的 I 型 PANP,术后患者仍存在一定程度的泌尿、生殖功能障碍,这提示部分 PANP 尽管保留了解剖形态上的盆腔自主神经,但盆腔自主神经的功能在术中或术后受到不同程度的影响,PANP 中的神经保留不等同于神经功能保护。其原因可能包括:①盆腔自主神经在手术过程中无意被损伤,包括各种能量平台的热传导损伤;手术暴露时对神经的牵拉损伤;手术时由于神经纤维非常纤细且含有较多的分支,术中创面渗血与渗液等导致创面清晰度下降,不同的术者手术经验不同,对神经的辨识技巧与能力有差异,导致术中盆腔自主神经的意外损伤。②对部分神经的暴露性损伤,术中止血过程对血管的损伤会造成局部神经缺血,以及手术创伤会引起局部炎症反应。③PANP 中游离与解剖盆腔自主神经时,剔除与损伤了神经周围保护的脂肪组织和滋养小血管等,导致盆腔自主神经的继发性损伤。PANP 的提出在当时具有跨时代的意义,但是不完善,PANP 具有较多的分型,除了 I 型能保留全部的盆腔自主神经外,其余的各型 PANP 均存在不同程度的神经损伤,并且功能改善主要定位在泌尿功能上,对性功能的保全作用欠佳。

四、功能性 TME 与 TME＋PANP 的操作要点及神经保护的异同

(一)适应证

TME＋PANP 要求在根治性切除肿瘤的基础上,尽可能保留更多的盆腔自主神经,不仅包括局限于系膜内的肿瘤,还包括侵犯系膜外的肿瘤。但对于侵犯系膜外的肿瘤,则需行侧方淋巴结清扫,该术式需切除部分盆腔自主神经,这与神经保护的初衷相违背。而功能性 TME 只对位于直肠系膜内的肿瘤进行根治。

(二)手术层面与神经保护

TME＋PANP 全程直视下在 Holy plane 进行锐性游离,主动寻找自主神经并将神经主干逐一剥离裸露,然后在神经内侧进行周围区域的游离。盆腔自主神经常呈丛状或网状分布,刻意地游离和暴露神经,表面上看起来是保护了神经,实际上会对神经及交通支造成损伤,也会将神经的细小分支和周围滋养

血管及保护组织等一起切除,而这个过程不可避免地会对神经功能造成损伤。功能性 TME 则是以盆腔自主神经所在的解剖层面(即神经层面)为导向,在神经层面上方与结直肠固有筋膜间的疏松结缔组织间隙(即第一间隙)进行拓展游离,术中无须刻意寻找与暴露盆腔自主神经,保留盆腔自主神经的同时也完整保留了神经被膜及其周围营养支持结构,不仅减小了牵拉单根神经时的张力,也降低了手术对神经的直接和间接影响。

(三)直肠前侧方的游离

在直肠前侧方游离过程中,对于直肠后壁肿瘤,TME+PANP 在邓氏筋膜后间隙游离,因此邓氏筋膜周围的神经丛更容易受到保护;而对于直肠前壁的肿瘤,则在邓氏筋膜前间隙游离扩展,然后在 10 点钟及 2 点钟方向适当拐弯绕过 NVB 进行游离。当术者手术经验不足时,在暴露 NVB 的过程中会明显增加 NVB 损伤风险。NVB 位于邓氏筋膜前、后两叶之间间隙的前外侧,而功能性 TME 则选择沿着直肠两侧的 Holy plane 进入邓氏筋膜前、后两叶之间的间隙进行游离,自然地避开了 NVB 的走行,因此也降低了 NVB 损伤风险。

(四)直肠后方游离

在直肠后方向尾侧方向游离时,在第 3、4 骶椎平面将遇到从骶骨向直肠后方延伸的膜样致密结构即直肠骶骨筋膜。该结构周围经常有左、右腹下神经的交通支伴行,PANP 时主张锐性离断直肠骶骨筋膜,由直肠后间隙进入肛提肌上间隙,此时很容易造成腹下神经的左、右交通支的损伤。而功能性 TME 通过加大牵引及对抗牵引,沿着神经层面游离,可以采用"跨越"的方式越过直肠骶骨筋膜进入肛提肌上间隙,从而避免损伤腹下神经的左、右交通支。

第五节　功能性 TME 和其他神经保护术式的关系

针对直肠癌患者术后出现的高比率的泌尿、生殖功能障碍,许多学者在 TME 基础上相继提出了多种改良术式及技术,在保证肿瘤根治的同时实现了

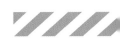

最大化的神经功能保全。除了保留盆腔自主神经的全直肠系膜切除术（TME）外，还有类似于"膜解剖"理念下的盆腔自主神经保护技术、神经指引的直肠系膜切除术（NOME）、膜引导的盆腔自主神经保留术（FOPANP）、保留邓氏筋膜的改良全直肠系膜切除术（iTME）、部分保留邓氏筋膜的全直肠系膜切除术以及术中盆腔神经检测（PIONM）。上述术式及技术均是为提高直肠癌患者术后泌尿、生殖功能保护水平的有益尝试。

一、"膜解剖"理念下的盆腔自主神经保护技术

"膜解剖"引导的直肠癌根治术首先由国内学者提出。该理念认为，所有的器官或组织及它们的供血血管，都被膜样的"信封"组织所包绕，如果能在术中保证"信封"组织完整，不仅可减少术中出血，还能避免"第五转移"从系膜内泄漏至术野。"膜解剖"理念的依据在于不同器官之间存在膜隔离，重要的盆腔神经与血管被"膜的封套"所包裹，只要沿着膜间分离就可能避免出血和神经损伤，以及保证肿块完整切除。该理念强调的是在系膜和系膜床之间进行"膜解剖"，以保证系膜完整。但"膜解剖"理念在直肠手术中的应用尚未完全成熟，且不同学者在手术具体操作流程中仍有差异。"膜解剖"的理念对于指导外科医生进行高质量的 TME 有重要的启示作用，与功能性 TME 相比较，两者仍存在以下几点差异。

正如"膜解剖"定义所言，在广义的系膜与系膜床之间存在着 2～4 层膜、3～5 个层面结构，即存在着多个"信封"结构，而该理论并未具体说明可指引神经走行的筋膜结构以及手术层面的选择，即遵循的 Holy plane 是哪一个层面，手术过程中切除或保留的又是哪一个层面，这些选择对于手术经验欠佳的外科医生来说存在着一定困难。功能性 TME 则全程选择在神经层面上方进行解剖，该层面与结直肠固有筋膜间仅存在一层疏松结缔组织，是较为理想的手术层面选择；功能性 TME 以神经层面为游离过程的解剖标志，每一处操作均有详细的操作步骤和盆腔自主神经保护措施，手术难度明显降低，更易形成标准化的手术操作规程，也最大限度地保留了有生理功能的盆腔自主神经。

同样，"膜解剖"理念中缺乏对结肠与直肠系膜间相互关系的描述，因而无法指导术中结肠系膜与直肠系膜的分离，部分学者提出的单纯使用系膜裁剪来描述显然不够准确。功能性 TME 选择在乙状结肠系膜与直肠系膜折叠处的无

血管区域进行系膜分离,不仅可以保证直肠系膜完整切除,还可以避免乙状结肠系膜被破坏。

按照"膜解剖"的理念,直肠固有筋膜即为直肠的"系膜床",应选择直肠固有筋膜作为手术层面进行解剖游离,但在直肠后方第3至第4骶椎水平,直肠固有筋膜和骶前筋膜融合,形成了致密的结构,但"膜解剖"理念中缺少对筋膜融合部位的描述,对该处缺乏定性。若在此处强行进行"膜解剖",将破坏直肠固有筋膜完整性,影响肿瘤根治效果。功能性 TME 实际上是通过加大对抗牵引的力度,实现直肠骶骨筋膜的跨越,而不是横断直肠骶骨筋膜,从而保全神经层面完整。

在直肠前方游离时,"膜解剖"理念要求在适度的牵拉张力下从腹膜反折上方 1 cm 处将腹膜紧绷,形成膜桥,切开膜桥浆膜,即进入邓氏筋膜前间隙,在距离精囊 0.5～1.0 cm 处(男性)或在距离腹膜反折下 5 cm 处(女性)横断邓氏筋膜前叶(后叶为直肠固有筋膜),进入筋膜后间隙以保留该区域筋膜前叶前外侧 NVB 结构。功能性 TME 简化了此处的操作:沿着已经进入的左、右 Holy plane 的指引,向前方延伸进行"会师",进入邓氏筋膜前、后两叶之间的间隙,通过对抗牵引,可见前文描述的 5 层结构,在 NVB 神经层面与直肠固有筋膜间的疏松结缔组织间隙,直视下完成直肠前方系膜的游离以及 NVB 的保留。

二、神经指引的直肠系膜切除术

神经指引的直肠系膜切除术(NOME)以盆腔自主神经为手术标志,引导术者在筋膜层面进行系膜游离,不同于以往在筋膜层面内寻找神经以行保护的手术概念。NOME 理论上可在神经的引导下寻找正确的手术层面进行系膜游离,被认为可避免直肠游离过程中的副损伤,避免出血并保护盆腔自主神经。一些小样本的研究指出,NOME 与传统的 TME 相比,降低了患者术后泌尿、生殖功能障碍的发生率。然而该术式在手术层面选择以及神经保护操作上并未脱离 PANP 框架,与功能性 TME 相比较,二者均遵循 TME 原则,但在具体操作细节上存在差异,具体表现在:NOME 在直肠后方的游离过程中,主张进入直肠后间隙后沿腹下神经向下滑动游离,解剖该间隙,并向左右延伸该解剖平面;功能性 TME 则是基于上腹下丛以及腹下神经层面结构,选择神经层面上方与结直肠固有筋膜间的疏松结缔组织间隙(第一间隙)作为切开与拓展的平面,

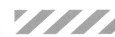

沿上腹下丛神经层面向上延伸至肠系膜下丛神经层面处,向下到腹下神经层面起始处。在贴近直肠固有筋膜处与助手做对抗牵引,进入直肠后间隙,并以中线为中心向两侧游离直肠后间隙。

对于直肠前间隙的游离,NOME 延续传统入路,先进入邓氏筋膜前方的精囊后间隙,沿精囊向下和侧方分离,然后"U"形切开邓氏筋膜进入直肠前间隙,此时极易损伤 NVB;而功能性 TME 通过左、右 Holy plane 向前方延伸,并在直肠正前方"会师",通过对抗牵引,显露并进入邓氏筋膜前、后两叶之间的间隙,在 NVB 神经层面引导下,在该间隙直视下进行游离,保留 NVB 及其表面筋膜等组织,明显降低了手术操作和手术层面选择的难度。

NOME 中仍需部分主动显露神经主干,进而以此为手术标志寻找正确的手术层面,这个过程或多或少会对神经或其被覆保护组织造成损伤;而功能性 TME 遵循"层面优先"原则,不解剖暴露单独的神经纤维,手术全程在神经层面上完成系膜游离,盆腔自主神经仍紧紧地被周围滋养组织所包裹,避开了有害理化因素的影响。同时,沿着延续的神经层面操作在技术上更利于外科医生,外科医生更易完成高质量的手术治疗,在一些缺乏可辨识神经走行的区域(如低位骶骨正中部位等),NOME 中缺乏可依赖的神经标志的指引,导致该过程操作难度增加,容易进入错误的间隙;功能性 TME 的理论基础是延续的神经平面,即使在部分区域没有可显示的神经纤维,也能看到与神经层面相延续的有被膜覆盖的浅黄色脂肪组织及纤细的毛细血管等结构,从而根据延续的神经层面进行间隙的游离与拓展。

三、膜引导的盆腔自主神经保留术

膜引导的盆腔自主神经保留术(FOPANP)以直肠周围筋膜为引导,全程不暴露盆腔自主神经,最大限度地避免了手术对盆腔自主神经的影响。同时,直肠周围筋膜作为一层屏障,也可以隔开术中能量器械的热刺激与术后积液、炎症反应等对盆腔自主神经的影响,使患者的泌尿、生殖功能得到最大限度的保护。但是针对直肠周围存在多层和多种筋膜的现状,经验不足的外科医生容易在不同筋膜层面间跳跃,造成神经损伤或系膜破坏。而功能性 TME 在解剖的全程均在神经层面的前方操作,不存在层面跳跃,从游离后的创面展示可显示神经层面为从十二指肠到盆腔的连续结构,其筋膜为同一解剖结构的延续。在部分患者第4骶椎水平直肠固有筋膜和腹下神经前筋膜相互融合处,通过加大对抗牵引力度可以实现直肠骶骨筋膜的"跨越"而进入肛提肌上间隙,从而保证神经层面筋膜的完整性,避免了层面跳跃。在直肠周围存在着多层筋膜结构,选择哪层筋膜间隙进行游离以及筋膜间的相互关系在 FOPANP 中缺少明确的指引性标志,而功能性 TME 以神经层面为游离过程的解剖标志,手术操作平面选择难度更低。

四、保留邓氏筋膜的改良全直肠系膜切除术

基于邓氏筋膜对盆腔自主神经及 NVB 的重要保护作用,我国卫洪波教授等提出了保留邓氏筋膜的改良全直肠系膜切除术(iTME),这是一种改良的全直肠系膜切除术。提倡 iTME 者认为,下腹下丛传出支与邓氏筋膜关系密切,分离切除邓氏筋膜容易损伤下腹下丛传出神经,这也正是传统保留盆腔自主神经手术无法进一步降低排尿和性功能障碍发生率的根源,邓氏筋膜的部分和全部切除可造成穿行其中的下腹下丛传出神经损伤。根据多个解剖学和功能学研究及临床试验结果,邓氏筋膜切除明显增高了排尿和性功能障碍发生率。iTME 主要适用于 $T_{1\sim4}$(前壁肿瘤为 $T_{1\sim2}$ 期)$N_{0\sim2}M_0$ 期的低位直肠癌患者。位于腹膜反折最低位,呈现的一增厚的白色致密的标记线,为邓氏筋膜的起始部,是邓氏筋膜的术中标记线——卫氏线(Wei's line),而在此标记线下方切开腹膜,则极易进入邓氏筋膜后方,从而完整保留邓氏筋膜。前瞻性多中心的随机对照研究也证实,保留邓氏筋膜可显著降低直肠癌患者术后泌尿及性功能障碍的发生率。然而 iTME 主要针对邓氏筋膜周围的下腹下丛的神经进行保护。而功能性 TME 是在神经层面引导下的神经保护手术,不仅保护邓氏筋膜周围的下腹下丛的盆腔自主神经,也保护其他盆腔自主神经。提倡功能性 TME 者认为,下腹下丛主要位于邓氏筋膜前叶周围,应选择沿着直肠两侧的 Holy plane 进入邓氏筋膜前、后两叶之间的间隙中进行游离。

五、部分保留邓氏筋膜的全直肠系膜切除术

部分保留邓氏筋膜前叶的全直肠系膜切除术由我国池畔教授等提出。池畔教授等认为,NVB 呈爪状穿过精囊尾部外侧,结合尸体解剖,他们发现 NVB 水平高于邓氏筋膜的前列腺被膜附着缘水平,因此在进行直肠前间隙分离时,

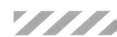

应该在腹膜反折上方 1 cm 处弧形切开进入邓氏筋膜前间隙，然后对男性在距双侧精囊底部上方 0.5 cm，对女性在距腹膜反折下方 5 cm 处，呈倒"U"形切断邓氏筋膜前叶，仅切除中央部分的邓氏筋膜前叶可避免邓氏筋膜前叶覆盖的神经损伤。在两侧 NVB 内侧，应及时弧形内拐，从而呈倒"U"形弧形切开离断邓氏筋膜前叶后进入邓氏筋膜后间隙，分离至盆底，以避免 NVB 损伤，并保证直肠前方的系膜完整。提倡功能性 TME 者认为，邓氏筋膜前叶为直肠前方的神经层面，与直肠其他部位的神经层面为一个延续的整体结构，因此沿着已经进入的左、右 Holy plane 的指引分别向前方延伸直至直肠的正前方相交，直接进入邓氏筋膜前、后两叶之间的间隙进行直肠前方游离与拓展，可保持邓氏筋膜前叶光滑完整。

六、术中盆腔神经检测

近年来有研究发现术中盆腔神经检测（PIONM）可作为一种新的方法来提高神经的辨认水平，能够有效降低患者术后泌尿和肛门直肠功能障碍的发生率，其基本原理是在同时观察经处理的肛门内括约肌的肌电图和膀胱测压的情况下电刺激盆腔自主神经，刺激电极通过套管针放入腹腔，当游离到直肠癌手术中神经易受损位置时，外科医生通过手持探针刺激附近组织来观察肛门内括约肌的肌电图和膀胱内压力的变化以明确盆腔自主神经的位置及走行，从而避免神经损伤。为进一步验证 PIONM 的价值和为临床应用提供更高等级的循证医学证据，德国 Kauff 教授等设计了一项多中心临床随机对照研究，该研究一共纳入 168 例直肠癌患者，随机分为使用和未使用 PIONM 技术的 TME 两组，目的为观察患者术后排尿功能情况。

七、小结

随着功能保留外科理念的发展，在保证肿瘤根治的前提下，外科医生开始更多地关注患者的术后功能保存和生活质量的提高，功能性 TME 正是基于这种治疗理念衍生的直肠癌根治技术。其利用神经层面来指引手术操作，实现系膜完整切除的同时，最大限度地保留盆腔自主神经。理论上，功能性 TME 具有以下优势：①解剖过程在疏松结缔组织间隙中进行，该区域为无血管区，能实现"微出血"，甚至"零出血"；②手术保留了神经及其周围的滋养组织，减少了因滋养血管的减少所引起的神经功能受损,也隔开了术中和术后多种有害理化因素对神经的刺激;③手术全程在神经层面上操作,不刻意寻找与暴露神经,避免了对神经无意识的损伤,且神经层面在术中较单独的神经更易辨认,降低了神经识别与手术操作难度;④在低位骶骨正中部位等缺乏可辨识神经走行的区域,利用神经层面的延伸与拓展效应能顺利进入正确的手术层面。该术式选择神经层面为手术操作平面,在实现更好的神经保护的同时也降低了手术操作难度,缩短了学习曲线。综上,笔者认为功能性 TME 是一种合理的盆腔自主神经保护技术,能够给患者带来较好的手术根治效果和较高的术后生活质量。

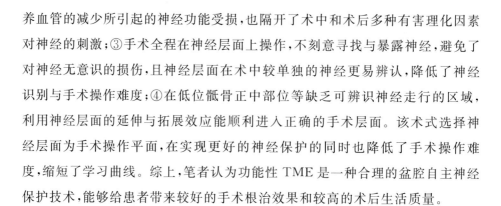

参考文献

[1] KIM N K, KIM Y W, CHO M S. Total mesorectal excision for rectal cancer with emphasis on pelvic autonomic nerve preservation: expert technical tips for robotic surgery[J]. Surg Oncol, 2015, 24(3): 172-180.

[2] NAGPAL K, BENNETT N. Colorectal surgery and its impact on male sexual function[J]. Curr Urol Rep, 2013, 14(4): 279-284.

[3] HENDREN S K, O'CONNOR B I, LIU M, et al. Prevalence of male and female sexual dysfunction is high following surgery for rectal cancer[J]. Ann Surg, 2005, 242(2): 212-223.

[4] DULSKAS A, MILIAUSKAS P, TIKUISIS R, et al. The functional results of radical rectal cancer surgery: review of the literature[J]. Acta Chir Belg, 2016, 116(1): 1-10.

[5] LI K, HE X B, ZHENG Y B. An optimal surgical plane for laparoscopic functional total mesorectal excision in rectal cancer[J]. J Gastrointest Surg, 2021, 25(10): 2726-2727.

[6] 邓文宏,郑勇斌,童仕伦,等. 基于神经层面指引的腹腔镜全直肠系膜切除术功能保护效果分析[J]. 中华胃肠外科杂志,2019,22(12):1144-1145.

[7] SOLOMON M J, PAGER C K, KESHAVA A, et al. What do patients want? Patient preferences and surrogate decision making in the treatment of colorectal cancer[J]. Dis Colon Rectum, 2003, 46(10): 1351-1357.

[8] MARTELLUCCI J. Low anterior resection syndrome: a treatment

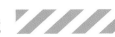

algorithm[J]. Dis Colon Rectum,2016,59(1):79-82.

[9]　SHORE N. A review of the prostatic urethral lift for lower urinary tract symptoms:symptom relief,flow improvement,and preservation of sexual function in men with benign prostatic hyperplasia[J]. Curr Bladder Dysfunct Rep,2015,10(2):186-192.

[10]　TOWE M,HUYNH L M,EL-KHATIB F,et al. A review of male and female sexual function following colorectal surgery[J]. Sex Med Rev,2019,7(3):422-429.

[11]　RUNKEL N,REISER H. Nerve-oriented mesorectal excision (NOME):autonomic nerves as landmarks for laparoscopic rectal resection[J]. Int J Colorectal Dis,2013,28(10):1367-1375.

[12]　梁小波,王毅,马国龙."膜"引导保护盆腔植物神经技术在直肠癌手术中的应用[J].中华胃肠外科杂志,2017,20(6):614-617.

[13]　卫洪波,方佳峰.基于膜解剖理念的保留邓氏筋膜全直肠系膜切除术[J].中华胃肠外科杂志,2020,23(7):666-669.

[14]　易小江,刁德昌,廖伟林,等.筋膜导向腹腔镜直肠癌根治术的临床效果分析[J].结直肠肛门外科,2021,27(3):214-220.

[15]　BERTRAND M M,ALSAID B,DROUPY S,et al. Biomechanical origin of the Denonvilliers' fascia[J]. Surg Radiol Anat,2014,36(1):71-78.

[16]　KINUGASA Y,MURAKAMI G,UCHIMOTO K,et al. Operating behind Denonvilliers' fascia for reliable preservation of urogenital autonomic nerves in total mesorectal excision:a histologic study using cadaveric specimens,including a surgical experiment using fresh cadaveric models[J]. Dis Colon Rectum,2006,49(7):1024-1032.

[17]　黄江龙,方佳峰,郑宗珩,等.首次发现:Denonvilliers 筋膜手术标识线的术中辨识[J].中国实用外科杂志,2018,38(11):1236-1240.

[18]　WEI B,ZHENG Z H,FANG J F,et al. Effect of Denonvilliers' fascia preservation versus resection during laparoscopic total mesorectal excision on postoperative urogenital function of male rectal cancer patients:initial results of Chinese PUF-01 randomized clinical trial[J].

Ann Surg,2021,274(6):e473-e480.

[19] HOLLABAUGH R S JR, STEINER M S, SELLERS K D, et al. Neuroanatomy of the pelvis:implications for colonic and rectal resection [J]. Dis Colon Rectum,2000,43(10):1390-1397.

[20] ENKER W E. Potency,cure,and local control in the operative treatment of rectal cancer[J]. Arch Surg,1992,127(12):1396-1402.

[21] KAUFF D W, KEMPSKI O, HUPPERT S, et al. Total mesorectal excision—does the choice of dissection technique have an impact on pelvic autonomic nerve preservation? [J]. J Gastrointest Surg,2012,16 (6):1218-1224.

[22] HAVENGA K,ENKER W E,MCDERMOTT K,et al. Male and female sexual and urinary function after total mesorectal excision with autonomic nerve preservation for carcinoma of the rectum[J]. J Am Coll Surg,1996,182(6):495-502.

[23] 汪建平,杨祖立,唐远志,等.直肠癌根治术中盆腔自主神经保留对男性性功能的影响[J].中国实用外科杂志,2003,23(1):44-46.

第五章

功能性 TME 的标准化 操作流程

第一节 功能性 TME 的评判标准

功能性 TME 的评判标准包括切除标本、保留创面、术中操作、特殊部位的解剖以及患者术后随访的评判标准。标准的功能性 TME 需要保证切除标本的系膜完整,保留的神经层面创面完整,术中精细操作,创面无血,部分特殊部位的解剖明确以及术后器官功能满意。

一、切除标本的评判标准

(1) 所切除的直肠及系膜的环周切缘阴性。

(2) 根治性切除带病灶的直肠及其系膜,标本系膜完整光滑,达到标本分级标准的 A 级(图 5-1)。切除标本的分级标准详见表 5-1。

表 5-1 切除标本的分级标准

等级	分级内容
A	根治性切除,标本系膜完整光滑
B	根治性切除,标本系膜完整但表缘粗糙不平
C	根治性切除,但标本系膜缺乏完整性
D	未能达到根治性切除,标本系膜的环周切缘存在阳性

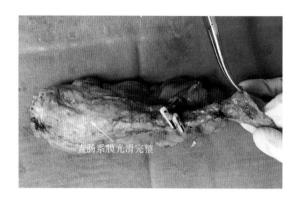

直肠系膜光滑完整

图 5-1　功能性 TME 中切除标本展示

二、保留创面的评判标准

（1）创面无血，表面不存在大块血迹与焦痂，脂肪颜色为亮黄色，明亮白色的筋膜覆盖下的毛细血管颜色鲜红，神经纤维完整。

（2）切除肿瘤及其系膜后所保留的创面光滑完整，从十二指肠下方一直延伸到系膜终止点，形成一个延续的完整平面。

（3）神经层面完整保留、无损伤，从腹主动脉丛、肠系膜下丛、上腹下丛、腹下神经、盆丛到盆内脏神经和神经血管束等结构中，各神经纤维自然延续、连通成为一个完整的神经网络，伴随着神经走行分布的滋养血管颜色红润、血流畅通，周围的保护性脂肪与筋膜组织绵延成为一个整体（图 5-2）。

三、术中操作的评判标准

（1）保持术中创面无血操作。功能性 TME 中出血量的分级标准详见表 5-2。标准的功能性 TME 的出血量为优或良（图 5-3）。

（2）手术全过程以神经层面为引导，解剖全程控制在该层面与结直肠固有筋膜的疏松结缔组织间，从而保证神经层面与结直肠固有筋膜的完整性。

表 5-2　功能性 TME 中出血量的分级标准

等级	出血量/mL
优	0～10
良	>10～20

续表

等级	出血量/mL
合格	>20~50
欠佳	>50

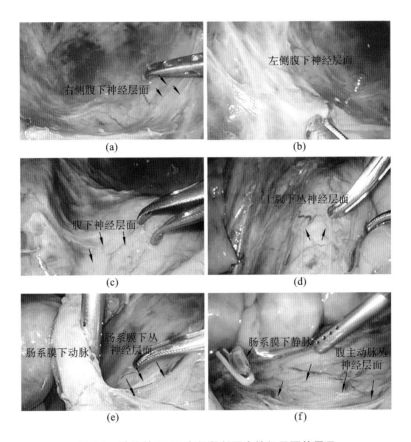

图 5-2 功能性 TME 中保留创面中神经层面的展示

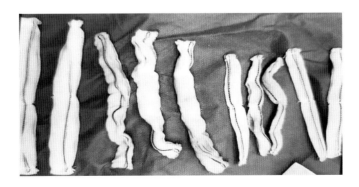

图 5-3 功能性 TME 中部分病例术中出血量展示

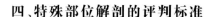

四、特殊部位解剖的评判标准

1. 邓氏筋膜　功能性 TME 强调通过左、右 Holy plane 进入直肠前方的邓氏筋膜后叶与前叶之间的间隙,在其间隙内进行游离。不同于传统 TME 离断邓氏筋膜,其呈倒"U"形弧形切开并离断邓氏筋膜,可以兼顾直肠系膜全切除与神经功能保护。

2. 直肠骶骨筋膜　功能性 TME 通过加强主刀和助手之间的牵引和反牵引的作用,辨认出直肠骶骨筋膜上方的第一间隙,沿此间隙一直向尾侧游离并越过直肠骶骨筋膜直接进入肛提肌上间隙。不同于传统 TME 中切断直肠骶骨筋膜,其可避免严重的骶前出血和一些神经分支的损伤。

五、患者术后随访的评判标准

所有接受功能性 TME 的直肠癌患者均应定期进行随访,包括肿瘤情况及器官功能随访。功能性 TME 能更好地保护泌尿和生殖功能相关的神经。该术式不仅保留了相关神经,还同时保留了这些神经的滋养血管及周围脂肪组织与筋膜结构,术后患者的排尿功能和生殖功能恢复更快。标准功能性 TME 后患者器官功能恢复较快。

第二节　功能性 TME 的质量控制

一、功能性 TME 的适应证

功能性 TME 适用于 $cT_{2\sim4}N_{0\sim2}M_0$ 期直肠癌患者,该术式以根治性切除肿瘤为目的,并在此基础上尽可能保留盆腔自主神经。另外,在肿瘤没有远处转移及侵犯盆丛的情况下,T_{4b} 期直肠癌患者完成术前化疗后,需根据化疗效果判断是否适合行功能性 TME。但是,术前放疗易导致盆壁及肠管组织纤维化等一系列并发症,行术前放疗的直肠癌患者将不适合行功能性 TME。

近年来,人们强调通过腔内超声和 MRI 等做好术前评估,了解肿瘤的浸润范围及与盆腔自主神经的关系,同时结合术中肿瘤分期来选择功能性 TME 的

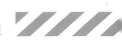

手术方式:保留所有盆腔自主神经还是保留单侧,或选择性保留盆丛,还是只保留骶 4 节段盆内脏神经(即只保留排尿功能)。对于姑息性手术病例,则应尽可能地避免伤及盆腔内所有神经。

二、功能性 TME 的特殊相对适应证

(一)膀胱受侵

结合术前评估,当肿瘤累及部分膀胱壁而未累及膀胱三角时,术者仍可优先选择功能性 TME,最大限度地保留患者盆腔自主神经以达到功能保护的目的。术者在联合膀胱部分切除过程中,应维持直肠周围神经的相对完整。术者应深入了解直肠周围解剖结构并掌握精细的手术操作方法。

(二)小肠受侵

当直肠癌侵犯小肠时,需联合切除部分小肠以达到肿瘤根治效果。临床上,直肠癌侵犯小肠时,直肠周围神经较少受累,这为功能性 TME 手术方式的选择提供了机会,因此直肠癌累及小肠同样可作为功能性 TME 的特殊相对适应证。

(三)阴道受侵

阴道后壁位于直肠前方。若直肠癌累及阴道,在联合阴道部分切除过程中,邓氏筋膜的前、后叶可能会被破坏,同时神经血管束(NVB)与盆内脏神经也可能会受到不同程度的损伤,这就要求术者做好充分的术前评估以及进行精细的术中操作,以保证直肠周围神经的完整性,进而为功能性 TME 的开展创造条件。因此,在临床工作中,直肠癌累及部分阴道仍可作为功能性 TME 的特殊相对适应证,以达到保护神经的目的。

(四)附件受侵

女性附件包括卵巢、输卵管及附近的韧带组织。若附件受侵,在联合附件切除过程中,手术可能会对腹下神经和盆神经造成损伤,术者对解剖结构的清

晰辨识能较大限度地保护直肠神经。因此,直肠癌累及附件同样可作为功能性 TME 的特殊相对适应证。

总之,当直肠癌累及上述器官时,术者应做好术前评估,依据患者的具体情况,选择合理的治疗方式,以实现患者利益最大化。

三、功能性 TME 的标准化操作流程

所有患者全身麻醉后行气管插管,取头低足高右腿低截石位。术者采用常规五孔法探查腹腔并明确肿瘤部位、大小、局部浸润情况及有无远处脏器转移。

(一)左侧入路进入 Holy plane,并上下拓展

先从乙状结肠粘连带开始游离,进入结直肠固有筋膜和盆壁筋膜间的 Holy plane。再向上方拓展至脾下极,对乙状结肠较短或系膜短小肥厚的患者可酌情游离膈结肠韧带或结肠脾曲,向中间拓展并显露生殖血管或输尿管(图 5-4)。目的如下:其一,降低中间入路游离时直肠的张力,方便调整结直肠牵拉角度;其二,用来验证 Holy plane 和神经层面间的关系。手术层面正确的判断标准:盆壁筋膜光滑、无缺损,生殖血管或输尿管未外露,结直肠固有筋膜完整且无脂肪外露。

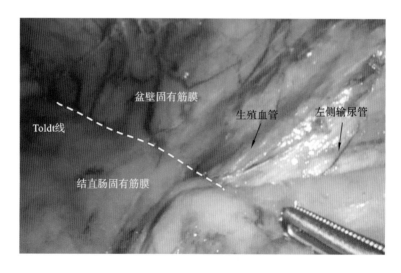

图 5-4 左侧入路进入 Holy plane

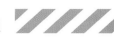

（二）头侧中间入路优先处理血管，第一次会师

打开中间 Toldt 线，于骶岬水平垂直牵拉乙状结肠及直肠-乙状结肠交界处系膜，暴露并切开乙状结肠系膜内侧与后腹膜的愈着线，向下延伸进入骨盆，向上延伸至十二指肠下缘。在肠系膜动脉的上方、腹主动脉丛的前面，通过加大牵引与对抗牵引的力度，术野中自上而下可呈现出结直肠固有筋膜—疏松结缔组织间隙—神经层面—疏松结缔组织间隙—盆壁筋膜 5 层结构。选择此处的神经层面（即腹主动脉丛神经层面）的上方与结直肠固有筋膜间的疏松结缔组织间隙（第一间隙）作为切开与拓展的平面，沿腹主动脉丛神经层面的表面向上延伸至十二指肠水平段下缘，向下到肠系膜下丛神经层面起始处。选择肠系膜下动脉的下方（即上腹下丛神经层面的上方）与结直肠固有筋膜间的疏松结缔组织间隙（第一间隙）作为切开与拓展的平面，沿上腹下丛神经层面向上延伸至肠系膜下丛神经层面处，并在肠系膜动脉的左后方与先前腹主动脉丛神经层面游离的第一间隙汇合，即为第一次会师，在紧贴肠系膜下丛神经层面的上方结扎并切断肠系膜下动脉。

肠系膜下丛神经层面的显露与拓展：沿上腹下丛神经层面向头侧游离至接近肠系膜下动脉根部时，可见肠系膜下丛神经随肠系膜下动脉被拉起，状如帐篷，且神经表面附着菲薄的筋膜（图 5-5）。于肠系膜下丛神经层面的上方，"爬坡式"自尾侧向头侧游离，裸化肠系膜下动脉。越过肠系膜下动脉后，"下坡式"

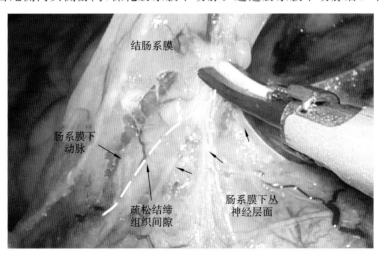

结肠系膜

肠系膜下动脉

疏松结缔组织间隙

肠系膜下丛神经层面

图 5-5 肠系膜下丛神经层面

自头侧向尾侧游离,逐渐进入腹主动脉丛神经层面(图5-6)。张力太大将导致肠系膜下动脉过度牵拉,存在一定的出血可能,但该处的神经层面和结直肠固有筋膜间的疏松结缔组织间隙会因张力降低而减小。同样的原因导致了肠系膜下丛神经层面与盆壁固有筋膜间的间隙减小,除了少数患者外,多数病例术中看不见该疏松结缔组织间隙。尽管同时存在脂肪与小血管,但由于间隙较小,神经层面内的脂肪、血管与结直肠固有筋膜内的脂肪和血管容易混淆,因而在该神经层面中最容易识别的是肠系膜下丛神经。将肠系膜下动脉牵拉至与腹主动脉接近垂直的角度,从肠系膜下动脉的下后方游离时,相应间隙与层面因为牵拉角度的加大而更为清晰。

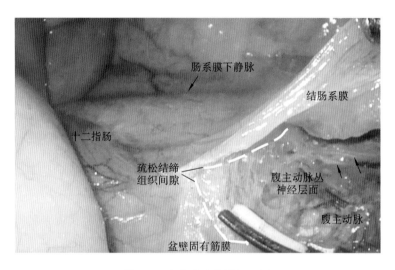

图5-6　腹主动脉丛神经层面

手术层面正确的判断标准:腹主动脉丛与游离部位的上腹下丛神经层面保留完整,结直肠固有筋膜完整且无脂肪外露,结直肠固有筋膜与其下的神经层面之间存在一个上下贯通的疏松结缔组织间隙,在该间隙内仅仅存在肠系膜下动脉连接腹主动脉与结直肠固有筋膜。

（三）结肠系膜与直肠系膜的分离

在肠系膜下静脉的上方存在一个无血管的系膜折叠区,沿系膜折叠线切开,其上方为结肠系膜,下方为直肠系膜(图5-7)。沿该系膜间隙向上拓展至肠系膜下静脉根部,并在十二指肠下缘向中间延伸,并逐渐与腹主动脉丛前的第一间隙汇合,仅存留裸露的肠系膜下静脉连接后腹壁与直肠系膜,予以结扎切断。

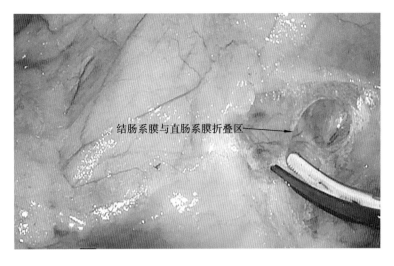

图 5-7 结肠系膜与直肠系膜的分离

手术层面正确的判断标准:该间隙内无血管,上方的结肠固有筋膜与下方的直肠固有筋膜均完整,直肠固有筋膜内包含由肠系膜下动脉和肠系膜下静脉组成的直肠系膜蒂。

(四)翻页式左下拓展手术层面,第二次会师

将已经结扎切断的由肠系膜下血管组成的直肠系膜蒂向左上提起,充分显露直肠固有筋膜和位于腹后壁的上腹下丛神经层面(图 5-8),沿这二者之间的

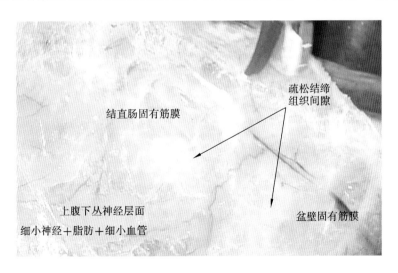

图 5-8 上腹下丛神经层面

间隙向左下拓展,与先前左侧游离的 Holy plane 自然汇合(图 5-9)。

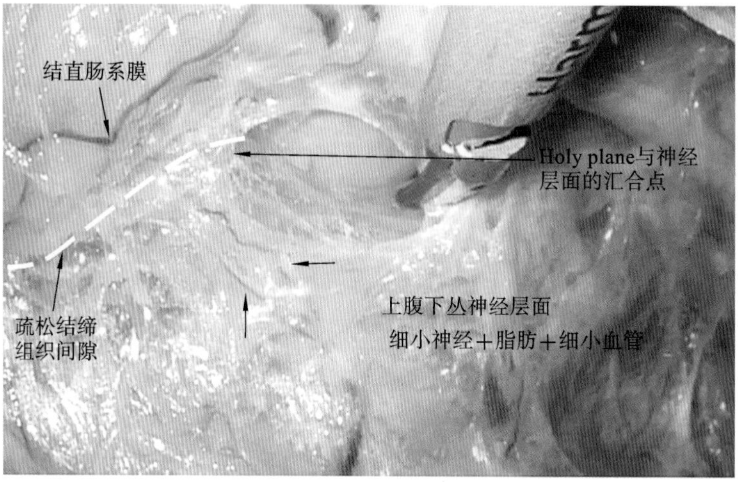

图 5-9　上腹下丛神经层面与左侧游离间隙汇合

　　手术层面正确的判断标准:在该层面的游离过程中,视野下方神经层面内可见被筋膜覆盖及少量脂肪组织包绕的上腹下丛神经及部分细小的血管分支,这些均为上腹下丛神经层面的标志,且该处神经层面的上方与下方均可见疏松结缔组织。

(五)左掀牵拉,继续拓展

　　向左侧游离时,自起始粘连带开始,沿着 Toldt 线打开,上至脾下极(部分患者离断膈结肠韧带),下近盆腔入口,避开粘连带下方,防止损伤粘连带下方的神经。从中间向左侧游离时则可左掀直肠固有筋膜,显露下方的神经及其周围组织结构,在充分保护下,向左下游离进入盆腔。

　　手术层面正确的判断标准:神经层面中白色的神经、浅白色或透明的筋膜组织、黄色的脂肪、红色的微血管组织颜色鲜明自然、无焦痂或者被血液染红,直肠固有筋膜光滑完整(图 5-10)。

(六)直肠侧方覆盖盆腔左、右侧壁腹膜的游离

　　通过合理的牵引和对抗牵引,显露出左、右 Holy plane,仔细辨认盆腔侧壁的神经层面与直肠固有筋膜间的间隙,在此间隙的指引下切开直肠侧方覆盖盆

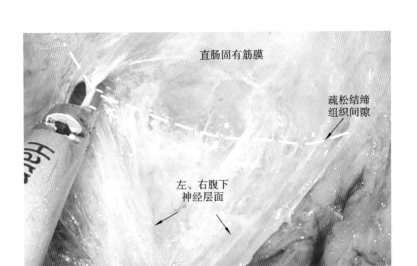

直肠固有筋膜

疏松结缔
组织间隙

左、右腹下
神经层面

图 5-10　腹下神经层面

腔左、右侧壁的腹膜。

手术层面正确的判断标准:游离后的盆腔左、右侧壁可见神经层面的结构
完整,游离操作完全在间隙内进行,直肠固有筋膜完整且无脂肪外露。

(七)后方拓展过尾骨尖,两侧延伸进入左、右 Holy plane

以腹下神经层面和盆丛神经层面为指引,在神经层面与直肠固有筋膜间游
离,如果该间隙较小,可以使用电钩或者弧形电铲游离,必要时助手和术者均可
应用小纱布块做对抗牵引,扩大该间隙后游离,后方拓展过尾骨尖,两侧延伸进
入左、右 Holy plane,游离直肠后间隙至第 4 骶椎水平附近,疏松结缔组织间隙
消失(即到达直肠骶骨筋膜),加大对致密的直肠骶骨筋膜的对抗牵引力度后,
可在直肠骶骨筋膜和直肠固有筋膜之间观察到一个小的疏松结缔组织间隙,在
该间隙内紧贴直肠固有筋膜游离与拓展后,可进入另一疏松结缔组织间隙(即
肛提肌上间隙),由此实现直肠骶骨筋膜的"跨越",进而保护直肠骶骨筋膜下方
左、右腹下神经的传出支。尽管在多数患者肛提肌上间隙内难以观察到神经,
但神经层面仍存在,通过神经层面的延伸效应仍可以维持该处层面间的切开与
游离(图 5-11)。在第 2 至第 4 骶椎水平,左、右 Holy plane 后外侧的盆壁筋膜
内可见由盆内脏神经及其表面被覆的筋膜等构成的盆内脏神经层面,该层面可
以指引左、右 Holy plane 的拓展与游离。

手术层面正确的判断标准:跨越直肠骶骨筋膜后,骶前血管不可见,由腹下

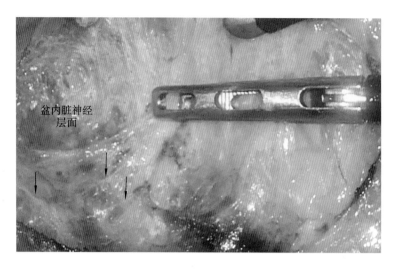

盆内脏神经
层面

图 5-11　盆内脏神经层面

神经的传出支构成的神经层面清晰可见,直肠固有筋膜完整。直肠骶骨筋膜上下的直肠后间隙和肛提肌上间隙被同一延续的筋膜所覆盖。

(八) 沿左、右 Holy plane 延伸方向切开前方腹膜,第三次会师

沿着已经进入的左、右 Holy plane,分别向前方延伸直至直肠的正前方,其延伸线相交汇合即为第三次会师。第三次会师可以验证左、右 Holy plane 的游离是否处于同一间隙与层面,这也是前方进入正确层面的基础。

手术层面正确的判断标准:左、右 Holy plane 以及 Holy plane 外侧的神经层面清晰可见,在直肠正前方能自然汇合。

(九) 在邓氏筋膜前、后两叶之间的间隙游离直肠前方,中间开花, 两边拓展

邓氏筋膜是位于直肠前方与泌尿生殖器官后方之间的一薄层结缔组织筋膜,分为前叶与后叶,是分隔泌尿生殖器官与直肠的重要屏障,不属于直肠固有筋膜。邓氏筋膜前叶在靠近精囊侧可见细小的神经纤维(神经血管束(NVB)传出支),在这些细小的神经纤维周围同样存在着少量的脂肪与小血管(图 5-12)。在第三次会师点,通过对抗牵引,在精囊后方可见精囊被膜—疏松结缔组织间隙(邓氏筋膜前间隙或前列腺后间隙)—含小血管、脂肪、细小神经纤维与邓氏

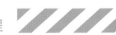

筋膜前叶的混合结构—邓氏筋膜后叶＋疏松结缔组织间隙（邓氏筋膜后间隙或直肠前间隙）—直肠固有筋膜这 5 层结构（图 5-13）。故我们认为邓氏筋膜前叶处于直肠前方神经层面，与直肠其他部位的神经层面为一个延续的整体结构。因此直肠前方游离与拓展的平面应在邓氏筋膜前、后叶之间。

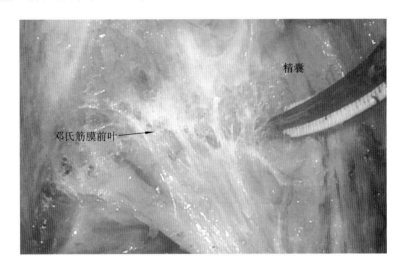

图 5-12　邓氏筋膜前叶的神经层面结构

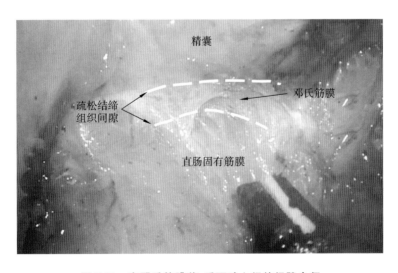

图 5-13　在邓氏筋膜前、后两叶之间的间隙会师

手术层面正确的判断标准：前方精囊被膜不可见，在邓氏筋膜前叶覆盖下可见神经层面相关的神经、血管和脂肪组织组成的完整结构。后方有一层致密的筋膜覆盖直肠固有筋膜，直视下无直肠固有筋膜外露。

（十）左、右 Holy plane 与邓氏筋膜前、后两叶之间间隙的第四次
会师

　　两侧腹下神经在近腹膜反折处下方进入盆丛的后上角，呈薄网状的盆丛神经层面与直肠固有筋膜之间存在少量的疏松结缔组织（左、右 Holy plane），在左、右 Holy plane 中仔细进行分离，充分游离直肠前邓氏筋膜前、后两叶之间的间隙和侧方 Holy plane 后，助手向侧方牵拉直肠，可在 NVB 神经层面与直肠固有筋膜间发现疏松结缔组织间隙，沿该间隙将从其中穿过的直肠支在靠近直肠固有筋膜处仔细切断（实现左、右 Holy plane 与邓氏筋膜前、后两叶之间间隙的第四次会师），从而自然绕开 NVB 而保护其在手术中不被意外损伤。将被较薄筋膜覆盖的盆丛神经层面与直肠固有筋膜完整分开。左、右 Holy plane 的侧方连接中偶见盆丛直肠支穿行，部分患者中可见直肠中动脉，需仔细靠近直肠固有筋膜切断。

　　手术层面正确的判断标准：呈薄网状的盆丛神经层面保留完好，前方邓氏筋膜前叶完整，NVB 未被显露而呈不可见或隐约可见状态（图 5-14）。

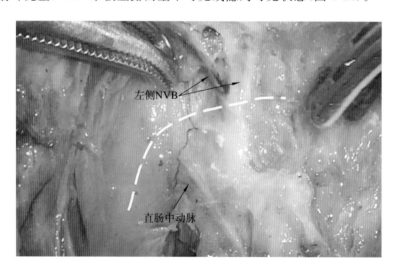

图 5-14　NVB 未被显露而呈不可见或隐约可见状态

（十一）螺旋渐进式推进直肠固有筋膜终止点处的游离

　　沿盆丛的后下角向后下方剥离，保留自第 2 至第 4 骶前孔发至后下角的盆

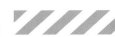

内脏神经(如肛门内括约肌神经等),在贴近直肠固有筋膜处切断盆内脏神经的直肠支,保留盆丛传出支与交通支(在盆丛的前上角、前缘可以清晰看见束状的传出神经向前进入骶骨膀胱韧带,应注意特别保护)。在直肠的前、后方及侧方,向尾侧延伸直至肛提肌筋膜,到达 TME 终止线,完成全部的直肠系膜游离操作。

手术层面正确的判断标准:游离后所保留的神经层面是一个相对完整、连续的,由神经、周围脂肪、毛细血管及表面被覆的一层纤细的膜状组织构成的延续的平面。在部分区域看不到神经,但能看到与神经层面相延续的由被膜覆盖的浅黄色的脂肪组织与毛细血管等结构。在下部近直肠-肛管交界处可见盆内脏神经与直肠支等神经。除了直肠前方和腹下神经等处神经层面与盆壁固有筋膜愈合紧密,难以发现神经层面外侧的疏松结缔组织外,在这个延续的神经层面的多数区域可见到该层面的上、下方均被疏松结缔组织包裹。

四、功能性 TME 的手术质量控制

功能性 TME 的手术质量控制采取定量评估方法,评估内容包括手术标本质量评估、手术保留创面评估、术中操作评估、特殊解剖部位评估以及患者术后随访评估,每一项 20 分,总共 100 分,其中 80～100 分提示为标准功能性 TME;60～79 分提示为合格功能性 TME,需进一步完善功能性 TME;60 分以下提示为不合格功能性 TME,需进一步加强学习。功能性 TME 的质量控制环节环环相扣,只有按照标准化操作流程把握每一步的操作,才能做出令人满意的功能性 TME。

(一)手术标本质量评估

手术标本质量评估的总分为 20 分,手术标本质量分为 A 级、B 级、C 级和 D 级,分别对应 20 分、10 分、5 分和 0 分。

(二)手术保留创面评估

手术保留创面评估的总分为 20 分,计算手术后保留的神经层面缺损面积×深度($cm^2 \cdot mm$),每增加一单位神经层面缺损面积×深度,扣 5 分,扣完为止。

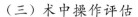

（三）术中操作评估

术中操作评估的总分为 20 分,主要包括出血量(10 分)和神经层面完整性和连续性(10 分)。根据功能性 TME 中出血量的分级标准,优和良为 10 分,合格为 5 分,不合格为 0 分。神经层面完整且连续得 10 分;神经层面完整但不连续,或不完整但连续得 5 分,神经层面不完整且不连续得 0 分。

（四）特殊解剖部位评估

特殊解剖部位评估的总分为 20 分,主要包括邓氏筋膜的处理(10 分)和直肠骶骨筋膜的处理(10 分)。功能性 TME 要求在邓氏筋膜前、后两叶之间的间隙内游离,保持邓氏筋膜后叶与前叶完整,以及在直肠骶骨筋膜前方的第一间隙内游离,保持直肠骶骨筋膜不被离断,因此切除邓氏筋膜或直肠骶骨筋膜均需扣分。

（五）患者术后随访评估

患者术后随访评估的总分为 20 分,所有行功能性 TME 的直肠癌患者均应接受系统、定期的随访。考虑带瘤生存的患者随访时间较长,功能性 TME 的手术质量评估主要是针对出院前的术后器官功能。未进行术前及术后患者器官功能性问卷调查的直接扣 20 分。出院前的术后器官功能评估主要包括排尿功能评估(10 分)和性功能评估(10 分)。术前功能正常而出院前、术后功能(性功能或排尿功能)障碍者扣 10 分。

第三节　功能性 TME 的关键节点

对直肠周围筋膜及盆腔自主神经(PAN)的准确识别一直是直肠癌手术中神经保护的要点和难点。功能性 TME 强调对神经的"保护"而非常规 TME 的神经"保留"。在功能性 TME 中,将 Holy plane 以神经层面为界,进一步细分成第一间隙、神经层面和第二间隙这三层解剖结构。功能性 TME 是以神经层面为指引,游离全过程控制在该层面与结直肠固有筋膜间的疏松结缔组织间隙

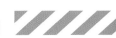

（即第一间隙），并能与上、下方及左、右侧的神经层面相延续的术式。游离过程包含四次会师，这是功能性 TME 操作的关键节点，也是与常规 TME 在操作上的最大区别。下文将对这四次会师与传统 TME 进行比较，并进一步阐释功能性 TME 的操作方式。

一、第一次会师

No.253 淋巴结为肠系膜下动脉（inferior mesenteric artery，IMA）根部区域的淋巴结，位于肠系膜下动脉根部、左结肠动脉发出部和肠系膜下静脉之间，是直肠癌淋巴引流第三站。其具体的范围界定如下：背侧界为神经层面，头侧界为十二指肠水平侧下缘，尾侧界为左结肠动脉，外侧界为肠系膜下静脉内侧缘，内侧界为肠系膜下动脉根部到左结肠动脉发出部之间的主干区域和腹主动脉的外侧。肠系膜下动脉周围的 No.253 淋巴结清扫同样也是传统 TME 操作的关键节点，在打开肠系膜下动脉血管鞘后，为了便于分离肠系膜下丛结构和最大限度地保护神经功能，术者通常会在距离血管根部 0.5 cm 处离断肠系膜下动脉。根据发育解剖学的观点，腹主动脉丛、肠系膜下丛和上腹下丛等均由神经外胚层发育而来，这些神经是一个连续的整体结构，表现出完整的解剖层面。在功能性 TME 中，以这个层面为指引，可将直肠系膜完整分离开来；依据 No.253 淋巴结与神经层面的解剖位置不同，No.253 淋巴结可分为神经层面上方的系膜内淋巴结和神经层面下方的系膜外淋巴结。对于这两种类型的 No.253 淋巴结，处理方式迥异。通常来说，神经层面下方的系膜外淋巴结发生肿瘤转移的可能性较小，应予以保留；神经层面上方的系膜内淋巴结则属于直肠系膜的一部分，应予以切除。

（一）No.253 淋巴结的解剖位置与神经层面的关系

在肠系膜下动脉根部周围存在复杂的淋巴管网络，且相互交通，向头侧引流入两侧腰淋巴池，沿腹主动脉引流至腹主动脉周围淋巴结，向尾侧接受来自乙状结肠和直肠的淋巴引流。据统计，在结肠癌患者中，No.253 淋巴结发生肿瘤转移的概率为 0.3%～1.1%。而在不同直肠癌患者中，No.253 淋巴结发生肿瘤转移的概率差异较大。日本的相关研究发现，pT_1、pT_2、pT_3、pT_4 期出现 No.253 淋巴结转移的概率分别为 1%、1%、2.7%、10%。肠系膜下动脉发自腹主动脉前壁,向尾侧发出左结肠动脉、乙状结肠动脉、直肠上动脉,No.253 淋巴结与肠系膜下动脉和左结肠动脉之间关系密切。肠系膜下动脉根部的 No.253 淋巴结解剖区域,以肠系膜下动脉为轴心可分成 4 个区域:左侧区域(L)、右侧区域(R)、头侧区域(C)、背侧区域(D)。左结肠动脉起始部到肠系膜下动脉根部的距离因人而异,甚至会出现左结肠动脉缺如的情况,因此,对 No.253 淋巴结需要用立体的解剖学视角去理解,即以肠系膜下动脉根部为轴心,脏层筋膜为底部,位于肠系膜下动脉鞘周围的淋巴脂肪组织均界定为 No.253 淋巴结。No.253 淋巴结实际的底部为脏壁中胚层发育而成的脏层筋膜,而来自神经外胚层的神经层面应该在 No.253 淋巴结的后外侧。在肠系膜下动脉以芽生的方式长入直肠系膜的过程中,部分神经层面组织被推向结直肠的脏层筋膜,且在 TME 的手术操作中,游离时将肠系膜下动脉向腹侧提起进一步导致了神经层面向脏层筋膜的推拉,这些都易使第二间隙或其下的腹主动脉外鞘受到损伤,进而损伤肠系膜下丛与腰内脏神经,影响神经功能。

(二) TME 中 No.253 淋巴结的处理

从 No.253 淋巴结转移的危险因素可以发现,直肠癌沿肠系膜下动脉向上转移的程度与肿瘤的浸润程度密切相关,发生 No.253 淋巴结转移的患者常同时存在其他区域的淋巴结转移,但是 No.253 淋巴结存在跳跃转移现象,6% 的患者 No.253 淋巴结是唯一受侵袭的淋巴结,弄清 No.253 淋巴结的转移情况对于评估患者预后及确定淋巴分期具有重要意义。Dukes C 期存在 No.253 淋巴结受累的结直肠癌患者 5 年生存率远低于仅有肠旁淋巴结受累的患者(30% vs. 68.2%,$p < 0.05$)。No.253 淋巴结阳性和 No.253 淋巴结阴性的患者术后 5 年生存率分别为 31% 和 50%($p = 0.004$),No.253 淋巴结转移是影响患者长期预后的独立危险因素。研究发现,存在 No.253 淋巴结转移与远处转移的直肠癌患者的 5 年生存率相似,即使 No.253 淋巴结是唯一转移的淋巴结,预后仍不良。

日本大肠癌研究会(JSCCR)发布的 2019 年版《大肠癌治疗指南》指出,对于直肠癌患者,根据术前 MRI 及内镜超声等检查结果来判断淋巴结有无转移,并结合肿瘤侵犯深度来确定淋巴结清扫范围,如果原发肿瘤分期在 cT_2 期以内,不常规行 No.253 淋巴结清扫,但仍有 1% 的 cT_2 期患者伴有主淋巴结的转

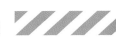

移,且术前肿瘤侵犯深度的判断不是很精准,这也是考虑行 D3 根治术的原因之一。对病理学分期为 pT$_3$/T$_4$ 期的直肠癌患者,建议常规行 No.253 淋巴结清扫。术前影像学检查怀疑 No.253 淋巴结发生转移者须行 D3 根治术,即清扫肠系膜下动脉根部的 No.253 淋巴结。根据术后病理学诊断结果,如 No.253 淋巴结发生转移则应进一步行术后化疗。因此,是否清扫 No.253 淋巴结,应根据术前影像学检查评估肿瘤分期并结合术中所见来决定。此外,根部结扎并切断肠系膜下动脉,理论上能够保证肠系膜的完整性,是实现乙状结肠切除、TME 的重要步骤,这样既能够保证肠系膜的整块切除,又不会破坏肠系膜"信封"结构,造成"癌泄漏"。但在清扫 No.253 淋巴结时,很容易损伤腰内脏神经和肠系膜下丛神经,导致术后泌尿、生殖功能障碍等损伤,影响患者术后的生活质量。低位直肠癌患者发生 No.253 淋巴结转移时,西方学者更强调综合治疗,如行新辅助放化疗后再行手术,以延长患者生存期,提高患者生活质量;以日本学者为代表的东方学者则更强调行 D3 根治术,因 D3 根治术在技术层面能够达到既彻底清扫 No.253 淋巴结又同时保留自主神经和(或)保留左结肠动脉的目的。随着超高清腹腔镜和新一代达芬奇机器人在结直肠外科领域的应用,局部解剖关系显示得更加清楚,彻底清扫 No.253 淋巴结并保护好肠系膜下动脉两侧的腰内脏神经和肠系膜下丛神经已成为可能。

(三) TME 中 No.253 淋巴结的处理要点

中间入路和头侧入路是清扫 No.253 淋巴结的常见入路。中间入路:沿着骶岬水平在结肠系膜与右侧腹膜形成的黄白交界线处由尾侧向头侧逐渐切开后腹膜,绕过肠系膜下动脉根部,进而转向左侧,指向十二指肠旁隐窝。中间入路的优点是容易进入左侧 Toldt 间隙,避免损伤结肠系膜背侧叶(脏层筋膜)和腹下神经前筋膜,但是肠系膜下动脉左侧往往是视觉盲区。头侧入路:以肠系膜下动脉根部为起始点切开腹膜,进入左结肠后间隙,并逐渐向尾侧游离。头侧入路的优点在于左结肠后间隙充分游离,肠系膜下动脉根部得以充分暴露,有利于 No.253 淋巴结的清扫。

腰内脏神经沿着腹主动脉前筋膜背侧面下行,在到达肠系膜下动脉根部前,分成两束分别绕过肠系膜下动脉左、右两侧,然后在肠系膜下动脉背侧汇合成肠系膜下丛继续下行。其中,进入乙状结肠系膜和直肠系膜内的神经分支在肠系膜下动脉背侧汇合形成上腹下丛。腰内脏神经左侧束支与肠系膜下动脉鞘附着紧密,将肠系膜下动脉蒂向腹侧掀起时,很容易将腰内脏神经左侧束支牵起,在未打开肠系膜下动脉鞘时,结扎肠系膜下动脉根部很容易损伤腰内脏神经左侧束支。

在清扫肠系膜下动脉背侧区域淋巴结时,由于两侧腰内脏神经在此处汇合形成肠系膜下丛,且有分支进入结肠系膜内和肠系膜下动脉鞘内,在清扫No.253淋巴结时,需要以肠系膜下动脉为轴心。向腹侧牵起肠系膜下动脉蒂时,很容易同时将肠系膜下丛牵向腹侧,辨识不清楚时,易在此处损伤肠系膜下丛。在清扫外侧区域淋巴结时,由于肠系膜下动脉阻挡视线,很容易将腰内脏神经的左侧束支及肠系膜下丛的左侧分支牵拉起来并致其损伤,此处是腰内脏神经最易受损的部位,手术中要加倍小心。在清扫内侧区域淋巴结时,直视下可以清晰辨识腰内脏神经右侧束支走行于腹主动脉前筋膜下方。要细心辨识腹主动脉前淋巴结与No.253淋巴结的分界,腹主动脉前No.216淋巴结常成串出现,位于腹主动脉前方及两侧,而No.253淋巴结常位于肠系膜下动脉鞘周围,且与腹主动脉有一定距离,术中可行快速冰冻病理检查,以了解此处的淋巴结有无肿瘤转移。

(四)TME过程中肠系膜下动脉结扎水平的选择

在No.253淋巴结清扫过程中,肠系膜下动脉是高位结扎还是低位结扎,是否保留肠系膜下动脉鞘等问题仍存在诸多争议。Mile认为,直肠的淋巴引流是自下而上沿着肠系膜下动脉进行的,其首先提出肠系膜下动脉低位结扎,即在左结肠动脉(left colic artery,LCA)起始处下方结扎血管,并完整切除远端的肠道和淋巴结。与此同时,Moynihan提出,在直肠癌患者的外科治疗中,应在肠系膜下动脉自腹主动脉发出处结扎血管,以清除位于肠系膜下动脉根部的淋巴结,即行肠系膜下动脉的高位结扎。部分学者支持肠系膜下动脉高位结扎的观点,认为此方式可增加淋巴结清扫范围,并显著增加淋巴结收获数量,腹腔镜下操作易行,在减少术中肿瘤细胞经血行转移的基础上,还能更好地游离结肠脾曲,并快速找到正确的解剖间隙完成TME。此外,肠系膜下动脉高位结扎可以更好地保护盆腔自主神经,从而避免损伤泌尿、生殖功能。部分学者支持肠系膜下动脉低位结扎。肠系膜下动脉高位结扎能够扩大淋巴结清扫范围,完成对

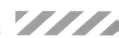

No.253 淋巴结的切除,但患者发生 No.253 淋巴结转移时,根治性切除的可能性较低,并不能改善患者预后;高位结扎可能导致吻合口血供不足而引起严重的并发症。

肠系膜下动脉鞘结构致密、坚固,常与 No.253 淋巴结的清扫及腰内脏神经的关系密切,理解肠系膜下动脉鞘的微解剖特点,对清扫 No.253 淋巴结具有一定的临床指导价值。肠系膜下动脉鞘内包括肠系膜下丛分支、脂肪组织、胶原纤维及微血管。对于直肠癌原发癌灶属 T_2 期以内,术前检查没有发现 No.253 淋巴结转移者,可行不清扫 No.253 淋巴结的肠系膜下动脉低位结扎术。但对于 T_3/T_4 期的直肠癌患者,建议行清扫 No.253 淋巴结的肠系膜下动脉低位结扎术,在日本该术式已被认为是标准术式之一,并逐渐被全世界接受。清扫 No.253 淋巴结的肠系膜下动脉低位结扎术与肠系膜下动脉高位结扎术,在无复发生存率和总生存率方面差异无统计学意义。该术式根据保留与不保留肠系膜下动脉鞘又分为两种术式:一种是保留肠系膜下动脉鞘的 No.253 淋巴结清扫及肠系膜下动脉低位结扎术,另一种是不保留肠系膜下动脉鞘的 No.253 淋巴结清扫及肠系膜下动脉低位结扎术。从肿瘤学根治角度考虑,No.253 淋巴结及肠系膜下动脉鞘内的淋巴管一并切除符合肿瘤整块切除的原则。

(五)功能性 TME 处理 No.253 淋巴结

功能性 TME 在处理 No.253 淋巴结时,根据其与神经层面的解剖关系,以神经层面为界,将 No.253 淋巴结分为系膜内淋巴结和系膜外淋巴结。系膜内淋巴结隶属于直肠系膜,系膜外淋巴结在直肠系膜之外,被神经层面覆盖。清扫系膜外淋巴结时,尽管肠系膜下丛神经主干可以保留,但其分支容易受到损伤,因此功能性 TME 在处理 No.253 淋巴结时主要清扫系膜内淋巴结,而保留系膜外淋巴结。由于神经层面与结直肠固有筋膜间的间隙较小,将肠系膜下动脉尽量牵拉至与腹主动脉垂直的角度能充分扩大该间隙,向腹侧牵拉肠系膜下动脉蒂时,很容易同时将肠系膜下丛牵向腹侧,辨识不清楚时,易在此处损伤肠系膜下丛。

(六)小结

对于 No.253 淋巴结清扫及肠系膜下动脉结扎水平的选择目前尚无明确标

准,手术医生的术式选择常与个人操作习惯有关。局部进展期直肠癌的 No.253 淋巴结转移率较高,目前影像学检查尚不能准确评估术前直肠癌局部浸润程度,而且 No.253 淋巴结存在跳跃转移现象,术中清扫 No.253 淋巴结具有重要价值。

二、第二次会师

(一)系膜及系膜折叠区分离

1. 系膜的解剖结构　乙状结肠系膜(sigmoid mesocolon)是乙状结肠与左髂窝之间的双层腹膜结构。其内有乙状结肠血管、直肠上血管、淋巴管、淋巴结和神经丛等。乙状结肠系膜较长,活动性较大,故易发生乙状结肠扭转。乙状结肠系膜呈扇形,系膜根部附着于盆壁,宽度平均为 8.9 cm。乙状结肠系膜连接乙状结肠与腹后壁,呈倒"V"形。其尖端位于左髂总动脉分叉处前方或左输尿管跨越左髂总动脉处的前方,左侧缘位于左髂腰肌前部的侧下方,右侧缘止于第 3 骶椎前面。乙状结肠形态结构变化大,有研究把乙状结肠系膜形态分为 3 种类型。Ⅰ型:乙状结肠系膜粘连部位位于左侧;Ⅱ型:左、右两侧均可见乙状结肠系膜粘连;Ⅲ型:仅右侧乙状结肠系膜粘连。在少数病例中可见乙状结肠系膜与末端回肠系膜融合。直肠癌细胞和乙状结肠癌细胞常沿乙状结肠系膜进行播散。

小肠系膜连接空、回肠与腹后壁,整体外观呈"褶扇形",由十二指肠空肠曲斜向右下,跨十二指肠下部、腹主动脉、下腔静脉、右输尿管和右腰大肌前面,止于回盲部。其附着于腹后壁的结构为小肠系膜根部,小肠系膜根部右层下部反折到腹后壁及升结肠、上部连于横结肠系膜下层,左层连于腹后壁及降结肠。小肠系膜内有肠系膜上血管的空、回肠支及伴行的淋巴管、淋巴结、神经丛等。小肠系膜的长度比小肠的长度要短很多,因此小肠系膜呈扇形并且折叠形成许多的皱褶,这一结构可以限制小肠管的过度活动,防止肠管套叠或者扭转的发生。

2. 功能性 TME 中系膜折叠区的分离　结肠系膜是一个折叠状的扇形结构,在其形成过程中,不同肠管和系膜的发育速度不同,致不同肠管分界处的系膜为明显的无血管折叠区,在该无血管折叠区游离,可将不同肠道来源的系膜

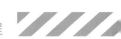

完整分开。例如,在回结肠血管下方的系膜折叠区分离,可将结肠系膜与小肠系膜分开。又如,在结肠中血管左侧的系膜折叠区分离,可将右结肠系膜与左结肠系膜分开。

在进行手术操作时,将结肠系膜与小肠系膜分离,并将左、右结肠系膜分开。具体步骤如下:将结扎后切断的回结肠血管及右结肠系膜向腹壁侧提起,其左下可见位于结肠系膜与小肠系膜之间的融合筋膜间隙,在该间隙内结扎切断系膜内血管并向头侧拓展,保留结肠血供,离断交通支。在胰颈左侧跨越胰腺背系膜上方后面,可见左、右结肠系膜间膜桥,沿该膜桥分离左、右结肠系膜。沿胰腺背系膜与结肠系膜间的融合筋膜间隙向右侧拓展,结扎处理该间隙内的系膜内血管,与右半结肠背侧游离间隙汇合。

3. 系膜折叠区分离的临床意义 结肠系膜与小肠系膜起源于不同的胚层。由于边界的抑制效应,肿瘤细胞在相当长的一段时间内滞留于同一胚胎学起源的"腔室"内,无法逾越结肠系膜与小肠系膜间的无血管区域,因此系膜折叠区分离能够保证肿瘤的完整切除,同时能最大限度地减少手术操作过程中的出血。

(二)直肠骶骨筋膜

1. 直肠骶骨筋膜的解剖结构 直肠骶骨筋膜(或称 Waldeyer 筋膜)最早被描述为连接直肠后壁和第3~4骶椎之间的筋膜样致密结缔组织,当时提出该筋膜的临床意义在于:在直肠后间隙分离时,识别该筋膜并离断,能避免直肠穿孔或骶前静脉丛大出血。目前普遍认为,直肠骶骨筋膜是由腹下神经前筋膜与直肠固有筋膜在第4骶椎水平相融合形成的致密韧带样结构。也有报道显示,约15%直肠骶骨筋膜起自第2骶椎水平,38%起自第3骶椎水平,46%起自第4骶椎水平,极少数起自尾骨水平。直肠骶骨筋膜两侧附着缘从后上斜行至前下,将直肠两侧间隙分成前上腔室、后下腔室。前上腔室与邓氏筋膜后间隙相延续,后下腔室与肛提肌上间隙相延续。直肠骶骨筋膜向两侧移行后重新分叶,其中内侧叶为直肠固有筋膜,向前延续为邓氏筋膜后叶;外侧叶为腹下神经前筋膜,向前延续为邓氏筋膜前叶。

2. 常规手术中对直肠骶骨筋膜的处理 术中常于第4骶椎水平在直肠后方弧形切断直肠骶骨筋膜,从直肠后间隙进入肛提肌上间隙;进行两侧间隙分离前应先行直肠前方间隙的分离,倒"U"形切断邓氏筋膜前叶,沿着邓氏筋膜后间隙从上向下分离侧前方间隙,最后切断直肠骶骨筋膜的两侧附着缘,方可保证直肠侧方筋膜的完整性,且不损伤盆丛分支与神经血管束。

3. 功能性 TME 对直肠骶骨筋膜的处理 在直肠后方游离至第 4 骶椎水平附近时,可见致密的直肠骶骨筋膜,加大对抗牵引的力度,可见直肠骶骨筋膜和直肠固有筋膜间存在狭小的缝隙。沿该缝隙轻柔分离"跨越"(而不是切断)直肠骶骨筋膜致密带进入肛提肌上间隙,此时可见骶正中部位缺少神经分布,但存在与腹下神经层面相延续的筋膜,且筋膜下可见小血管与脂肪,这样的复合结构处于盆丛神经层面。在该层面与直肠固有筋膜的间隙内向两侧拓展,可见盆内脏神经与交通支。向下拓展至肛提肌裂孔。

4. 小结 直肠骶骨筋膜位于第 4 骶椎前方。直肠骶骨筋膜将直肠后方的间隙分为上方的直肠后间隙和下方的肛提肌上间隙。游离直肠后间隙至直肠骶骨筋膜时,表现为疏松的结缔组织结构消失,出现较有韧性的组织,超声刀切割时感较大阻力,切开该直肠骶骨筋膜,将再次见到疏松的结缔组织结构。沿着直肠骶骨筋膜表面切割容易进入直肠系膜内,游离后可见直肠后方仍有黄色的脂肪组织,这会损伤直肠系膜的完整性而影响根治效果。因骶前无筋膜覆盖,如果分离过深,容易损伤骶前静脉丛,造成难以控制的出血。

三、第三次会师

(一) 邓氏筋膜的解剖

1836 年,Charles-Pierre Denonvilliers 首先描述了邓氏筋膜。邓氏筋膜组织结构属于纤维层,在男性中可以将直肠、膀胱与精囊分开,在女性中可将直肠、子宫颈与阴道分开。因此,邓氏筋膜又称为直肠生殖隔,可以将直肠前方间隙分为后方的直肠前间隙(邓氏筋膜后间隙)及前方的前列腺后间隙(邓氏筋膜前间隙)。直肠前间隙比前列腺后间隙大,其内结缔组织也更疏松。前列腺后间隙中分布有血管和进入前列腺的神经支,不易游离。邓氏筋膜在女性中比较菲薄,且出现率只有 20%～30%。邓氏筋膜是位于直肠固有筋膜与精囊、前列腺之间的薄层结缔组织,起于盆底腹膜反折处,止于会阴体。关于邓氏筋膜的胚胎学起源有腹膜融合学说、间充质浓集学说及张力诱导学说这三种学说,目

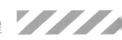

前仍存在一定争议,但不论是哪种学说,从胚胎学起源来说,邓氏筋膜都不属于直肠固有筋膜。

(二) 邓氏筋膜的临床意义

TME 的实施显著降低了直肠癌术后局部复发率,从而成为中低位直肠癌手术的金标准。然而,TME 后泌尿、生殖功能障碍发生率居高不下,其中排尿功能障碍发生率达 30%～60%,性功能障碍发生率达 50%～70%。近年来,大量研究表明,TME 中切除邓氏筋膜是导致直肠癌术后排尿功能障碍及性功能障碍的重要原因。造成上述功能障碍的主要原因在于术中盆腔自主神经受损。日本学者提出 PANP,旨在规范盆腔自主神经保护策略,但临床实践发现,仍有较大比例患者出现排尿功能障碍和性功能障碍。新近的解剖学、组织学及影像学研究提示,邓氏筋膜与盆腔自主神经传出神经及神经血管束之间关系密切,保留邓氏筋膜有助于进一步保护神经;随后的功能学研究进一步提供了证据支持。多数学者认为,神经血管束分成前、后两束,形成不规则的"Y"形结构,从邓氏筋膜两侧穿出。在男性,前支走向尿道,后支走向勃起神经;在女性,前支和后支则分别走向膀胱与阴道。有研究显示,在直肠癌手术中应用神经电刺激技术,刺激邓氏筋膜表面可引起膀胱收缩,使膀胱压力产生变化,而在刺激切除了部分邓氏筋膜的精囊表面后,膀胱压力无明显变化,这提示,切除部分邓氏筋膜可能导致神经血管束部分神经末梢的损伤。此外,在邓氏筋膜前方,有来自双侧盆丛的交通支走行,在单侧盆丛受损时这些交通支可以发挥代偿作用,从而降低术后泌尿、生殖功能障碍发生率,减轻其严重程度。若术中邓氏筋膜被切除或破坏,则这些交通支极易受损,从而导致术后不可逆的自主神经功能损伤。

(三) 传统 TME 的邓氏筋膜处理

TME 后排尿功能障碍及性功能障碍高发的原因,可能是对邓氏筋膜作用及手术层面的认识错误。在目前的技术条件下,很难完全将直肠固有筋膜与邓氏筋膜后叶分开,如果直接进入邓氏筋膜前叶与后叶(直肠固有筋膜)间隙进行分离,则很容易造成直肠固有筋膜破裂,因为邓氏筋膜上段太薄。若直肠固有筋膜破裂,并进入了直肠固有筋膜下间隙,则不符合 TME 要求,直肠固有筋膜下间隙为错误间隙。直肠前间隙与直肠后间隙同属一个间隙,为手术应该经过的平面。Heald 肯定了邓氏筋膜对神经保护的重要作用,但因邓氏筋膜后方无手术层面,为避免损伤双侧神经血管束,行 TME 时应在邓氏筋膜前方将神经血管束游离并对其做"U"形切除。这一观点也得到了国内外多数学者的认同。然而,如前所述,即使"U"形切除可能避免了双侧神经血管束的直接损伤,仍可导致邓氏筋膜前方交通支神经损伤,从而导致术后排尿功能障碍及性功能障碍。此外,邓氏筋膜的多层结构及个体差异导致在邓氏筋膜前方施行"U"形切除存在很大的不可预知性。术者在邓氏筋膜前方施行手术,可能切除的是邓氏筋膜第 1 层;但当邓氏筋膜致密融合,或当术者误入更深层面时,则可能不慎将邓氏筋膜第 2 层、第 3 层甚至全层切除,造成更大范围的神经损伤。

(四) 功能性 TME 的邓氏筋膜处理

邓氏筋膜位于直肠膀胱陷凹的腹膜反折尾部,并与两侧的侧韧带融合,在腹腔镜下可观察到加粗的白线,此是邓氏筋膜的良好标志。功能性 TME 在邓氏筋膜后叶与前叶之间进行,在直肠系膜全切除的基础上能更好地保护神经层面,在直肠前方沿着腹膜反折上方 0.5～1.0 cm 处切开进入邓氏筋膜间隙。在邓氏筋膜前叶和后叶之间游离至肿瘤下缘 2～5 cm,于双侧神经血管束内侧呈倒"U"形离断邓氏筋膜。功能性 TME 与传统 TME 的不同之处在于,传统的 TME 是在腹膜反折以上 1.0～1.5 cm 处切开腹膜,实际上已经进入了邓氏筋膜的前方,而功能性 TME 是通过间隙的延伸,在邓氏筋膜前、后间隙进行游离,这层结构是邓氏筋膜前、后两叶之间的间隙,与侧方 Holy plane 为同一间隙。主流的手术入路,在腹膜反折上 1.0 cm 处切开腹膜,进入前列腺后间隙,分离邓氏筋膜与精囊之间的空间,然后在接近完全暴露精囊处切断邓氏筋膜,进入直肠前间隙,如此既可以满足 TME 的要求,又能很好地保护该区域邓氏筋膜前叶前外侧的神经血管束。然而,邓氏筋膜前间隙狭小,与前列腺融合,且有前列腺神经支及血管走行,术中切开邓氏筋膜与精囊的附着点,很容易导致出血及造成神经损伤。

邓氏筋膜前、后两叶之间的间隙与侧方 Holy plane 为同一间隙,应保护盆丛,切断直肠支,避免层面跳跃。传统 TME 会切除邓氏筋膜,从而进入邓氏筋膜的前方进行游离,而功能性 TME 在邓氏筋膜前、后两叶之间的间隙进行游离。从进入直肠前方的方法来看,传统 TME 为切开不同部位,功能性 TME 则

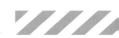

是间隙延伸；传统 TME 游离间隙的前侧或后侧存在外露的黄色脂肪组织，而功能性 TME 游离间隙的前侧或后侧均为偏白色、光滑致密的筋膜；功能性 TME 最后横断邓氏筋膜后叶，传统 TME 最后可见横断的邓氏筋膜残基。

四、第四次会师

（一）神经血管束的解剖位置

下腹下丛内的盆内脏神经（pelvic splanchnic nerve，PSN）、腹下神经纤维汇合成为海绵体神经，与前列腺被膜血管共同构成了神经血管束。盆丛通过精囊（阴道壁）的外侧壁发出膀胱支后，于邓氏筋膜和精囊（阴道壁）之间走行，与膀胱下动、静脉分出的前列腺被膜动、静脉伴行，于精囊、前列腺（阴道壁）背侧外缘走行形成神经血管束。有学者通过对骨盆大体标本研究发现，在第 3 骶椎水平，盆丛发出的直肠支、膀胱支、前列腺支和阴茎海绵体支（或阴道支）等走行于盆壁筋膜内，支配泌尿生殖神经等发出分支后向前下方走行，在邓氏筋膜与盆壁筋膜附着处与泌尿生殖神经、血管汇合形成神经血管束，穿过邓氏筋膜继续前行。在男性，精囊是辨认神经血管束的主要标志，由于来自盆丛的神经血管束需要通过精囊的外侧方约 2 点钟和 10 点钟处进入前列腺膜后外侧，最终该神经一部分分支汇入前列腺周围神经丛，除此之外主干一直走行至尿道膜部的两侧和后外侧，穿过尿生殖膈，最终在尿道球部的背侧 1 点钟、11 点钟处进入阴茎海绵体，支配勃起功能。在女性，神经进入膀胱阴道及直肠阴道隔，并在输尿管与子宫动脉的交叉点下方潜行。神经血管束传递副交感神经信号到前列腺、精囊、海绵体以及输精管末端。在男性，神经血管束的前支走向尿道，影响括约肌；后两支走向勃起神经。在女性，神经血管束的前两支走向膀胱与阴道。下腹下丛于邓氏筋膜外侧方在多个平面越过邓氏筋膜进入泌尿生殖神经血管束，而邓氏筋膜与神经纤维交叉后继续向外侧方走行至融合消失。

（二）神经血管束的临床意义

TME 是治疗中下段直肠癌的标准术式，其要求在保证肿瘤根治的前提下，尽可能保留肛门括约肌、性功能和排尿功能。与单纯交感神经损伤相比，盆丛和神经血管束损伤对患者术后性功能，特别是男性勃起功能的影响更为明显。

直肠两侧前方的神经血管束亦发出细小直肠支，与从神经血管束发出的前侧型直肠中动脉伴行，共同反折支配直肠，该区域亦是直肠环周游离时出血的高危区域。

（三）传统手术对神经血管束的处理

池畔等提出，由于起源于两侧盆丛的神经血管束走行于两侧精囊前外侧、邓氏筋膜前叶前方，保护两侧神经血管束、避免术后性功能障碍极其重要，分离达精囊尾部时应及时弧形内拐，避免从其尾部外侧切开而损伤神经。在前方分离时，马国龙认为，正确的操作平面应位于邓氏筋膜与直肠固有筋膜之间的疏松结缔组织间隙内，尽量靠近直肠固有筋膜。如果为追求低复发率而切除邓氏筋膜，会不可避免地损伤其内的交通支及侧方的泌尿生殖神经血管束，进而导致性功能障碍及代偿功能的损害。操作过程中要特别注意直肠2点钟和10点钟方向的泌尿生殖神经血管束，保证邓氏筋膜的完整性。先进入邓氏筋膜前间隙，男性患者距两侧精囊底部上0.5 cm，女性患者距腹膜反折下约5 cm，相当于两侧神经血管束内侧水平，倒"U"形切断邓氏筋膜前叶，从而保护邓氏筋膜前叶前外侧的神经血管束主干，沿着邓氏筋膜后间隙从上向下分离直肠前侧方间隙，从而保护与腹下神经前筋膜-邓氏筋膜前叶移行区相融合的盆丛神经主体，并逐步切断盆丛发出的细小直肠支。直肠前、后间隙均充分扩展后可见直肠侧间隙，仅遗留少量未分离区，即残留的直肠骶骨筋膜的两侧附着缘（"筋膜屏障"），最后将此处予以切断，方可保证直肠侧方膜的完整性，并保护盆丛与神经血管束。

（四）功能性 TME 对神经血管束的处理

功能性 TME 在直肠前方游离时，对抗牵引直肠及前方已经切开的腹膜，显露邓氏筋膜前、后间隙，并向尾侧拓展至肛提肌裂孔。在邓氏筋膜前、后两叶之间的间隙向两侧拓展，与先前游离的侧方 Holy plane 汇合后，向两侧拓展、延伸至邓氏筋膜的"Y"形分叉处，沿分叉的后臂打开邓氏筋膜后叶，能看到切除线时再汇合，避开神经血管束的解剖结构，避免损伤，在自然状态下保护患者勃起神经。左、右 Holy plane 与邓氏筋膜前、后两叶之间间隙的第四次会师，可证实直肠游离的前方和后侧方为同一层面。

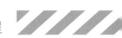

参考文献

［1］ NAGTEGAAL I D，VAN DE VELDE C J，VAN DER WORP E，et al. Macroscopic evaluation of rectal cancer resection specimen：clinical significance of the pathologist in quality control［J］. J Clin Oncol，2002，20(7)：1729-1734.

［2］ 王枭杰，GHAREEB W M.，池畔，等.直肠骶骨筋膜的临床和尸体标本解剖观察及其临床意义［J］.中华胃肠外科杂志，2020，23(7)：689-694.

［3］ 池畔，王枭杰.保留部分 Denonvilliers 筋膜的全直肠系膜切除术：肿瘤学和功能学的平衡［J］.中华消化外科杂志，2021，20(1)：78-84.

［4］ 丛进春，张宏.经腹及经肛不同视角下的神经血管束损伤机制及解剖学认识［J］.中华胃肠外科杂志，2019，22(10)：943-948.

［5］ STELZNER S，HEINZE T，NIKOLOUZAKIS T K，et al. Perirectal fascial anatomy：new insights into an old problem［J］. Dis Colon Rectum，2021，64(1)：91-102.

［6］ 冯波，苏浩.腹腔镜直肠癌根治术中保留盆自主神经的关键技术与意义［J］.中华普外科手术学杂志(电子版)，2019，13(1)：8-12.

［7］ 申占龙，叶颖江，王杉.直肠癌全直肠系膜切除术中盆腔植物神经的易损区域及保护［J］.中华结直肠疾病电子杂志，2018，7(1)：8-11.

第六章

功能性 TME 的临床应用

一、功能性 TME 在高位直肠癌患者中的应用典型案例

(一)病例概况

1. 主诉 腹痛 2 个月。

2. 现病史 患者诉 2 个月来无明显诱因出现腹痛、腹胀,进食后稍明显,可自行缓解,无明显反酸、恶心、呕吐等不适,无肛门坠胀感,于外院行胃肠镜检查,结果提示结直肠多发息肉。今为求进一步诊治来我院。起病以来患者精神、食欲、睡眠可,二便如常,体力、体重无明显改变。

3. 既往史 否认高血压、糖尿病、心脏病病史;否认手术外伤史;否认食物、药物过敏史;否认乙肝、结核病病史。

4. 查体 体温 36.6 ℃;脉搏 75 次/分;呼吸 17 次/分;血压 109/71 mmHg。神清,精神可,步入病房,查体合作,营养良好,双侧瞳孔等大等圆,皮肤及巩膜无明显黄染,浅表淋巴结未触及肿大,双肺呼吸音清,未闻及明显干、湿啰音,心率 75 次/分,律齐,各瓣膜区未闻及明显病理性杂音。腹软,无明显压痛及反跳痛,肝脾肋下未触及,墨菲征阴性,移动性浊音阴性,双肾叩击痛(一),双下肢未见水肿,生理反射存在,病理反射未引出。

5. 辅助检查

(1)肠镜检查:①肠镜所见:进镜至距肛门约 12 cm 可见一处 2.0 cm×2.5 cm 大小的新生物,表面溃烂,有自发性出血。②超声肠镜所见:病灶处管壁层次结构消失,呈低回声改变,横截面大小约 2.0 cm×1.1 cm,使用一次性钳取活

检组织 3 块,质脆易出血,如图 6-1 所示。

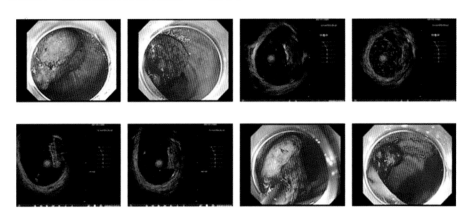

图 6-1　肠镜检查镜下图

(2)病理结果:(直肠活检)中分化腺癌,如图 6-2 所示。

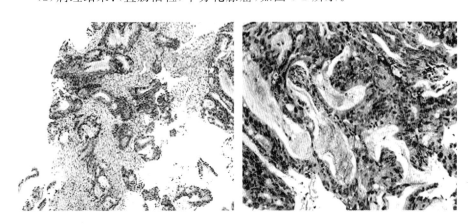

图 6-2　活检组织 HE 染色结果

(3) CT 结果:胸部＋上下腹部 CT 平扫表现如下。

两肺纹理稍增强,左肺下叶(im39)见斑片影,左肺上叶(im48)见结节影,长径约 0.5 cm;左肺下叶(im50)见结节影,其内可见钙化灶。两肺下叶胸膜下见斑片状模糊影,右肺中叶见条索影。纵隔窗显示两肺门无增大,气管、支气管通畅,纵隔未见肿大淋巴结,心脏形态、大小未见异常。双侧胸腔未见积液。右侧胸膜结节状增厚。肝右叶 S6 段见小圆形低密度影,直径约 0.3 cm,肝表面光滑,肝叶比例协调,肝裂不宽,肝内、外胆管无扩张。胆囊、脾、双侧肾及胰腺形态、大小、密度未见明显异常。腹部肠管未见明显扩张及气液平面。腹膜后未见明确肿大淋巴结。腹腔未见积液。

胸部＋上下腹部 CT 平扫印象：①两肺下叶及右肺中叶少许炎症，建议治疗后复查。②左肺下叶斑片影，考虑炎症。③左肺上叶结节，建议复查；右侧胸膜结节状增厚。④肝囊肿可能。

（4）MRI 结果：肝轮廓光整，肝叶比例正常，肝实质内见数枚长 T1、长 T2 信号的小结节影，较大者直径约 0.5 cm。胆囊不大，其内未见明显异常信号影。肝内、外胆管及胰管未见扩张。脾、胰腺、双肾及肾上腺形态完整，未见明显异常信号。腹膜后结构清晰，未见明显肿大淋巴结。直肠上段距离肛门约 12 cm 处肠壁不规则增厚，呈肿块样，最厚处厚约 2.3 cm，管腔偏心性狭窄，病变长度约 2.5 cm，病变突入肠腔内，肠壁边缘尚光整，周围脂肪间隙尚清晰；病变肠管周围及肠系膜间隙未见明显淋巴结影。前列腺形态、大小正常，外周带、中央带分界清晰，未见异常信号影；双侧精囊未见异常信号影。膀胱充盈欠佳，腔内未见异常信号影。骨盆诸骨形态、信号未见明显异常。增强 MRI：增厚直肠管壁明显不均匀强化，周围可见小血管影，血管内未见明显充盈缺损；肝小结节未见强化。余未见明显异常强化灶。扩散加权成像：肝结节扩散不受限，余上腹部未见明显异常扩散受限高信号影。

影像诊断：①直肠上段肠壁增厚，考虑高位直肠癌，环周切缘（CRM）（－），肠壁外血管侵犯（EMVI）（－），$T_2N_0M_x$；②肝多发小囊肿。

6. 诊断结果　高位直肠癌，$T_2N_0M_x$。

（二）病例特点

老年男性，既往无特殊；高位直肠癌。

（三）治疗方案

1. 手术名称　腹腔镜下直肠癌根治术＋腹腔恶性肿瘤特殊治疗。

2. 手术操作概况　麻醉成功后，患者取截石位，常规消毒，铺无菌巾。于脐上做一长约 12 mm 的纵行切口，建立气腹，待腹腔压力达 12 cmH₂O，置入腹腔镜，平观察孔双腹直肌外侧，左下腹置入 5 mm 套管（Trocar），右下腹置入 12 mm Trocar 为主操作孔，顺时针旋转探查。盆腔可见少量清亮腹腔积液，肝以及肠管表面未见明显异常，网膜与腹壁有粘连，回盲部小肠与右侧腹壁有粘连。术中确认肿瘤位于直肠上段，大小约 4 cm×3 cm，未侵犯浆膜层，活动度可，位

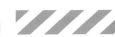

于腹膜反折上方约 6 cm 处,遂决定为患者行腹腔镜下直肠癌根治术。超声刀松解肠粘连后,沿中线于小骨盆入口平面切开乙状结肠系膜,以超声刀游离,向下至腹膜反折,向上至肠系膜下动脉及静脉根部,清扫血管周围淋巴结,给予 Hem-o-lok 夹夹闭并切断。沿乙状结肠系膜与腹膜后的疏松结缔组织间隙向左侧游离,注意保护生殖血管与输尿管。左侧切开乙状结肠侧腹膜并与中线对合。远端游离至腹膜反折平面并裸化此处直肠,用腔内直线切割缝合器于肿瘤远端 5 cm 处离断直肠。下腹正中做 8 cm 长的辅助切口,引出近端直肠,并于肿瘤近端 10 cm 处离断、移除标本,消毒残端并置入吻合器蘑菇头备用。经肛门置入 25 mm 吻合器中心杆,于直肠断端处穿出,将蘑菇头与中心杆对合无误后击发,完成直肠与降结肠端端吻合,检查吻合口有无明显出血。于吻合口后方留置引流管一根,于盆腔自腹壁引出固定。用大量蒸馏水冲洗腹腔并吸净,检查有无活动性出血,清点器械、敷料无误后,分层关闭辅助切口,并缝合腹腔镜 Trocar 切口。术毕,将手术切除标本向患者家属展示后常规送病理检查。

3. 手术操作关键节点展示

(1) 第一次会师:淋巴结清扫及肠系膜下动脉结扎,如图 6-3 所示。

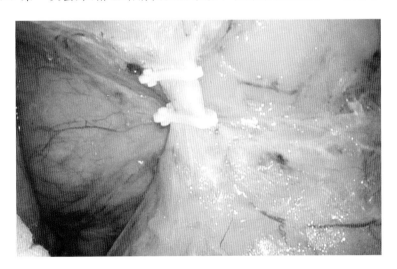

图 6-3　淋巴结清扫及肠系膜下动脉结扎

(2) 第二次会师:系膜折叠区分离(图 6-4)与直肠骶骨筋膜的处理(图 6-5)。

(3) 第三次会师:邓氏筋膜的处理,如图 6-6 所示。

(4) 第四次会师:神经血管束(NVB)的处理,如图 6-7 所示。

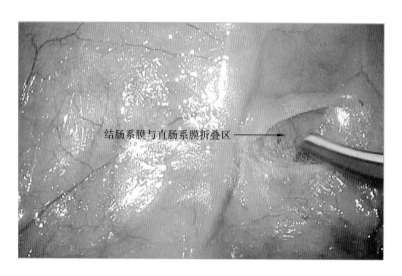

结肠系膜与直肠系膜折叠区 ——→

图 6-4　系膜折叠区分离

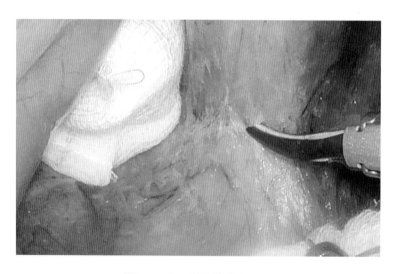

图 6-5　直肠骶骨筋膜的处理

（四）术后病理结果

1. 肉眼所见

（1）送检吻合口近端及吻合口远端组织,已取材。

（2）直肠:肠管一段,长 7 cm,管径 2.7 cm,距一侧断端 5 cm、距另一侧吻合口约 2 cm 处可见一大小 2.1 cm×1.9 cm×0.6 cm 的隆起型肿物,切面灰白,质中。

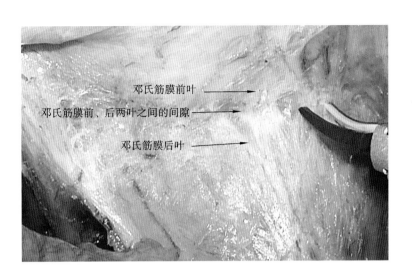

图 6-6 邓氏筋膜的处理

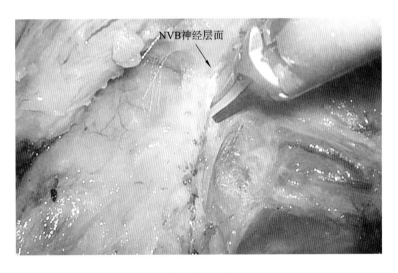

图 6-7 神经血管束(NVB)的处理

2. 病理诊断 直肠肿物切除标本:①(直肠)腺癌,中分化,肿物大小为 2.1 cm×1.9 cm×0.6 cm,浸润至浅肌层,可见脉管内癌栓,未见明显神经受累。②送检吻合口近端及吻合口远端组织未见肿瘤细胞。③环周切缘阴性。④肠系膜淋巴结(0/14)未见肿瘤转移,另见癌结节 2 枚。⑤免疫组化结果显示:MLH1(+),MSH2(+),MSH6(+),PMS2(+)。这四种蛋白在肿瘤细胞核中表达明显,非肿瘤细胞可作为阳性内对照。DNA 错配修复缺陷的发生率很低。免疫组化染色对检测微卫星高度不稳定(MSI-H)的敏感性为 $90\%\sim95\%$。大部分免疫组化染色结果阴性的 MSI-H 癌症发生于林奇(Lynch)综合征患者。因此,本例患者为 Lynch 综合征的概率很低;p53(一,突变型),Ki-67(十,约90%),如图 6-8 所示。

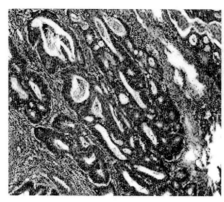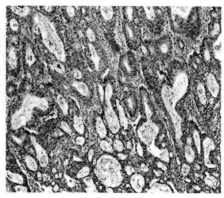

图 6-8　活检组织 HE 染色结果

（五）围手术期功能恢复情况

1. 肛门功能恢复情况　低位前切除综合征(LARS)评分:7 分(7+0+0+0+0)。虽然患者曾出现排气不能控制的情况,但通过指导患者做提肛训练后,上述情况有所改善,因此,我们认为患者肛门功能恢复较为顺利。

2. 排尿功能恢复情况　国际前列腺症状评分(IPSS):4 分(1+0+1+0+1+0+1)。患者有轻微尿不尽、间断性排尿以及尿线变细的情况,但鉴于患者为老年男性,可能患有前列腺增生或前列腺炎,且患者自诉术前出现过上述类似情况,因此,我们认为该患者无排尿功能障碍。

3. 性功能康复情况　勃起功能评分:18 分(4+3+4+4+3)。射精功能分级:Ⅰ级。患者术后勃起及射精功能未出现明显异常,对患者性生活无明显影响。

二、功能性 TME 在中低位直肠癌患者中的应用典型案例

（一）病例概况

1. 主诉　大便习惯改变 2 个月余。

2．现病史　患者 2 个多月前无明显诱因出现大便习惯改变，大便较稀，次数增多，每天 5～6 次，无腹痛、腹泻等其他不适，患者遂就诊于我院门诊。2023 年 5 月 4 日胃镜检查结果显示：慢性非萎缩性胃炎伴糜烂，胃多发息肉。2023 年 5 月 4 日行肠镜检查，结果显示：直肠新生物性质待查。取活检组织，病理检查结果显示：腺癌。门诊以"直肠肿物"收入院。自发病以来，患者神清，精神可，睡眠、饮食一般，大便如上，小便一般，体力、体重无明显下降。

3．既往史　否认手术外伤史，否认高血压、糖尿病病史，否认心脑血管疾病病史，否认食物、药物过敏史，否认乙肝、艾滋病等传染性疾病病史，否认家族遗传性疾病病史。

4．查体　体温 36 ℃，脉搏 65 次/分，呼吸 18 次/分，血压 138/67 mmHg。神清，精神可，黏膜未见黄染，皮肤浅表淋巴结未触及肿大，肺部听诊呼吸音清晰，未闻及干、湿啰音，心律齐，心脏各瓣膜区未闻及病理性杂音，腹软，未见胃肠型及蠕动波。无压痛，无反跳痛，肝脾肋下未触及，双肾区无叩击痛，双下肢不肿。

5．辅助检查

（1）肠镜检查：在心电监测下，行肛门指诊、肠镜检查。肠镜距肛门约 7 cm 处可见一巨大菜花样新生物，环腔生长，肠镜无法通过，使用一次性活检钳取组织 4 块，标本送病理检查，质脆，触之易出血。诊断为直肠新生物，性质待查，如图 6-9 所示。

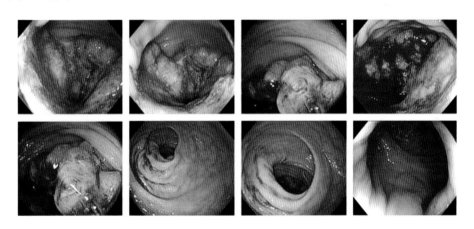

图 6-9　肠镜检查镜下图

（2）病理结果：肠镜活检组织为（直肠）腺癌，如图 6-10 所示。

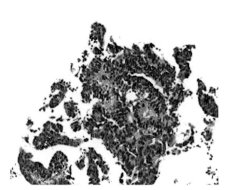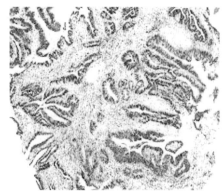

图 6-10 活检组织 HE 染色结果

（3）CT 结果：胸部＋上下腹部＋盆腔增强 CT 表现如下。

两肺上叶见斑点状、条索状影；双肺见点状透亮区；右肺下叶见网格状及条索状高密度影。纵隔窗显示两肺门无增大，气管及主支气管通畅，纵隔未见肿大淋巴结，心脏不大，心包少量积液，主动脉壁钙化。肝内见长径 0.8 cm 以内多发无强化低密度影，肝内、外胆管无扩张。胆囊壁不厚，囊内未见异常密度影；双肾见多发无强化类圆形低密度影，较大者位于左肾下极，直径约 5.6 cm；脾、胰腺及双侧肾上腺大小、形态、密度未见异常。腹膜后未见明显肿大淋巴结。腹腔未见积液。所及直肠壁明显不均匀增厚，条带状强化。

胸部＋上下腹部＋盆腔增强 CT 印象：①双肺肺气肿；双肺上叶纤维化、硬结灶；右肺下叶炎症。②心包少量积液，主动脉壁钙化。③肝多发囊肿；双肾多发囊肿。④考虑直肠肿瘤，建议行 MRI 及内镜检查。

（4）MRI 结果：肝轮廓光整，肝叶比例正常，肝实质见多发囊状长 T1、长 T2 信号的结节影，抑脂序列呈高信号，较大者直径约 0.5 cm，边界清晰。胆囊不大，其内未见明显异常信号影。肝内、外胆管及胰管未见扩张。双肾实质见多发囊状长 T1、长 T2 的信号影，抑脂序列呈高信号，较大者大小约 5.3 cm×5.0 cm，边界清晰。脾、胰腺、双侧肾上腺形态完整，未见明显异常信号。腹膜后结构清晰，未见明显肿大淋巴结。腹壁皮下见片絮状水样密度影。扩散加权成像：肝未见异常扩散受限高信号影；余上腹部未见异常扩散受限高信号影。直肠中段距离肛门约 5 cm 处肠壁不规则增厚，呈肿块样，最厚处厚约 1.8 cm，管腔偏心性狭窄，病灶长度约 7.5 cm，肠壁边缘毛糙，病灶突破浆膜层，周围脂肪间隙模糊，抑脂序列见片絮状高信号影，病灶距离环周切缘最近处小于 1

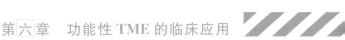

mm；肠系膜间隙见 1 枚小淋巴结影，较大者短径约 0.6 cm。前列腺形态、大小正常，外周带、中央带分界清晰，未见异常信号影；双侧精囊未见异常信号影。膀胱充盈欠佳，腔内未见异常信号影。骨盆诸骨形态、信号未见明显异常。盆壁皮下见片絮状抑脂序列高信号影。增强 MRI：增厚直肠管壁明显不均匀强化，周围可见多发小血管集聚，血管内未见明显充盈缺损；肠系膜间隙小淋巴结明显均匀强化。肝多发结节未见强化。双肾囊性灶未见强化。余未见明显异常强化灶。

影像诊断：直肠腺癌。①直肠中段肠壁增厚，肠系膜间隙小淋巴结；考虑低位直肠癌，CRM（＋）可能，EMVI（－），$T_3N_1M_0$ 可能。②肝脏小囊肿；双肾多囊肾改变。③腹壁、盆壁皮下水肿。

6. 诊断结果　中低位直肠癌，$T_3N_1M_0$ 可能。

（二）病例特点

老年男性，既往无特殊；中低位直肠癌。

（三）治疗方案

1. 手术名称　腹腔镜下直肠癌根治术＋腹腔恶性肿瘤特殊治疗。

2. 手术操作概况　麻醉成功后，患者取截石位，常规消毒，铺无菌巾。于脐上做一长约 12 mm 的纵行切口，建立气腹，待腹腔压力达 12 cmH$_2$O，置入腹腔镜，平观察孔双腹直肌外侧，左下腹置入 5 mm Trocar，右下腹部置入 12 mm Trocar 为主操作孔，顺时针旋转探查。盆腔可见约 10 mL 清亮腹腔积液，肝以及肠管表面未见明显转移结节，右侧空肠与腹壁相互粘连，网膜与小肠相互粘连，腹膜反折上方约 2 cm 处可触及直肠肿瘤，质地硬，活动度差，大小约 5 cm×6 cm，已侵犯浆膜层，未侵犯周围组织，遂决定为患者行腹腔镜下直肠前切除术（腹腔镜下直肠癌根治术的具体术式）。超声刀松解肠粘连后，沿中线于小骨盆入口平面切开乙状结肠系膜，以超声刀游离，向下至腹膜反折，向上至肠系膜下动脉及静脉根部，清扫血管周围淋巴结，给予 Hem-o-lok 夹夹闭并离断。沿乙状结肠系膜与腹膜后的疏松结缔组织间隙向左侧游离，注意保护生殖血管与输尿管。左侧切开乙状结肠侧腹膜并与中线对合。沿直肠后间隙及肛提肌上间隙向下游离，直至直肠系膜根部，切开膀胱腹膜反折并沿直肠前间隙向下游离，分离直肠前壁,直至肛提肌裂孔平面。裁剪乙状结肠系膜。以腹腔镜切割缝合器平直肠系膜裸区离断直肠,封闭远端直肠。腹腔镜下游离完毕,取下腹腔镜。于腹部正中做约 7 cm 切口,逐层入腹,注意护皮,距肿瘤约 10 cm 处裸化肠管并离断,置入吻合器蘑菇头备用。重新建立气腹,肛门处以稀释活力碘溶液清洗后,置入吻合器中心杆,完成乙状结肠与直肠端端吻合。直肠指诊吻合口通畅、无出血后,留置肛管并固定。以 3000 mL 蒸馏水冲洗腹腔做特殊治疗,于盆底置引流管一根并固定,关闭盆底腹膜,并于腹腔留置引流管一根。术毕,将手术切除标本向患者家属展示后常规送病理检查。

3. 手术操作关键节点展示

(1)第一次会师:淋巴结清扫及肠系膜下动脉(IMA)结扎,如图 6-11 所示。

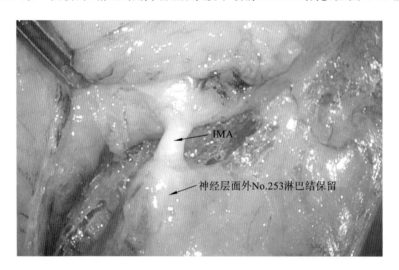

图 6-11　淋巴结清扫及肠系膜下动脉(IMA)结扎情况

(2)第二次会师:系膜折叠区分离(图 6-12)与直肠骶骨筋膜的处理(图6-13)。

(3)第三次会师:邓氏筋膜的处理,如图 6-14 所示。

(4)第四次会师:神经血管束(NVB)的处理,如图 6-15 所示。

(四)术后病理结果

1. 肉眼所见

(1)送检吻合口近端及吻合口远端组织,已取材。

(2)直肠:肠管一段,长 11.5 cm,管径 2.5~3 cm,距一侧吻合口 3.3 cm、

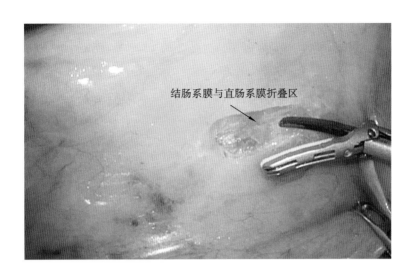

结肠系膜与直肠系膜折叠区

图 6-12　系膜折叠区分离

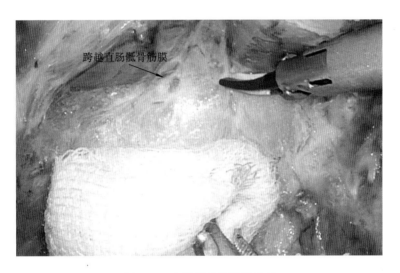

跨越直肠骶骨筋膜

图 6-13　直肠骶骨筋膜的处理

距另一侧断端约 6.2 cm 处可见一大小 9.1 cm×4.8 cm×1.5 cm 的隆起型肿物,切面灰白,质硬。

2. 病理诊断　送检直肠及吻合口近端、远端切除标本:①(直肠)腺癌,中分化,肿瘤大小为 9.1 cm×4.8 cm×1.5 cm,浸润至肠壁外膜,脉管内可见癌栓,未见明显神经受累。②送检组织(吻合口近端、远端组织)未见肿瘤细胞。③环周切缘阴性。④肠系膜淋巴结(0/21)未见肿瘤转移。⑤免疫组化结果显示:MLH1(+),PMS2(+),MSH2(+),MSH6(+)。这四种蛋白在肿瘤细胞核中表达明显,非肿瘤细胞可作为阳性内对照。DNA 错配修复缺陷的发生率很低。

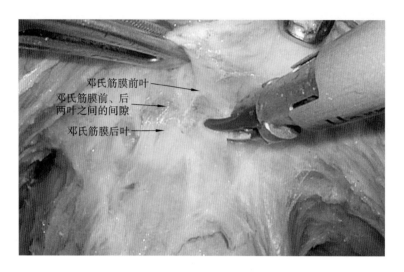

邓氏筋膜前叶

邓氏筋膜前、后
两叶之间的间隙

邓氏筋膜后叶

图 6-14 邓氏筋膜的处理

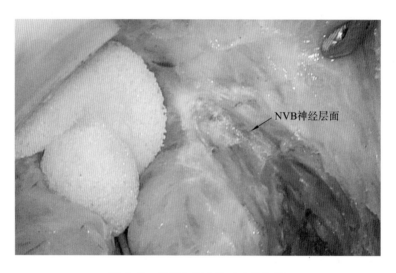

NVB神经层面

图 6-15 神经血管束(NVB)的处理

免疫组化染色对检测 MSI-H 的敏感性为 $90\%\sim95\%$。大部分免疫组化染色结果阴性的 MSI-H 癌症发生于 Lynch 综合征患者。因此,本例患者为 Lynch 综合征的概率很低;p53(+,野生型),Ki-67(Li 约 80%)(Li 表示 Ki-67 的标记指数),如图 6-16 所示。

(五) 围手术期功能恢复情况

1. 肛门功能恢复情况 低位前切除综合征(LARS)评分:4 分(0+0+4+0

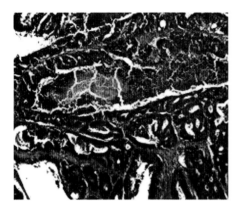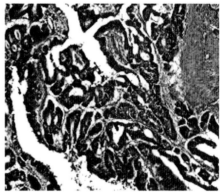

图 6-16　活检组织 HE 染色结果

＋0)。术后患者排便次数较多,考虑是由术前肠道准备及术后禁食致菌群失调所致,给予饮食指导和益生菌治疗后一般可缓解,因此我们认为患者肛门功能恢复较为顺利。

2. 排尿功能恢复情况　国际前列腺症状评分(IPSS):3 分(1＋1＋0＋0＋0＋0＋1)。患者有尿不尽和尿频的情况,可能是前列腺炎所致,且患者自诉术前间断出现过上述情况,因此,我们认为该患者无排尿功能障碍。

3. 性功能康复情况　患者高龄,未进行此项评估。

三、功能性 TME 在超低位直肠癌患者中的应用典型案例

(一)病例概况

1. 主诉　便血伴便频 2 个月。

2. 现病史　患者 2 个月前无明显诱因出现便血,伴便频,每天 10 余次,无腹痛等不适,就诊于当地医院,肠镜检查提示距肛门 6 cm 处有不规则新生物,待病理检查。今为求进一步诊治来我院。起病以来,患者精神、睡眠、食欲可,排便情况如上述,小便如常,体力、体重无明显改变。

3. 既往史　患者既往体健,无糖尿病、高血压、心脏病病史,无外伤、手术史,无药物过敏史。

4. 查体　体温 36.5 ℃,脉搏 56 次/分,呼吸 18 次/分,血压 123/85 mmHg。神清,精神可,皮肤黏膜未见黄染,浅表淋巴结未触及肿大,肺部听诊呼吸音清

晰,未闻及干、湿啰音,心律齐,心脏各瓣膜区未闻及病理性杂音,腹软,未见胃肠型及蠕动波。无压痛,无反跳痛,肝脾肋下未触及,双肾区无叩击痛,双下肢不肿。

5. 辅助检查

(1) 肠镜检查:在心电监测下,行肛门指诊、肠镜检查。结肠镜插入回盲部耗时 5 min,插镜顺利,左半结肠清洁度 2 分,横结肠清洁度 2 分,右半结肠清洁度 1 分,部分肠腔被粪水、粪渣遮盖,严重影响观察,反复冲吸不净,退镜观察8 min。回盲部未见异常,回盲瓣呈唇状,阑尾开口未见;升结肠、肝曲肠腔呈三角形,黏膜光滑,血管网清晰;横结肠肠腔呈三角形,黏膜光滑,血管网清晰;降结肠、脾曲肠腔呈三角形,黏膜光滑,血管网清晰;乙状结肠肠腔呈圆形,黏膜光滑,血管网清晰;直肠黏膜光滑,血管网清晰,退镜距肛门 6 cm 至 3 cm 处可见一巨大新生物,呈深凹陷,周围呈围堤样改变,用一次性活检钳取组织 5 块送病理检查。新生物质硬,易出血,其旁可见 2 枚大小约 0.3 cm×0.3 cm 的息肉,如图 6-17 所示。

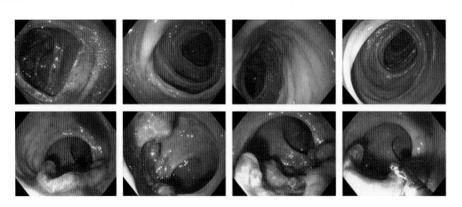

图 6-17 肠镜检查镜下图

肠镜检查诊断:直肠新生物性质待查;直肠多发息肉。

(2) 病理结果:①(直肠)腺癌,中分化,如图 6-18 所示。

(3)CT 结果:胸部+上下腹部+盆腔增强 CT 表现如下。

左肺上叶前段(im20)见实性结节影,大小为 3 mm×3 mm。余肺内未见明显渗出及实质性病变影。两肺门影不大,气管、支气管通畅。心脏增大,冠状动脉见钙化灶;纵隔见增大淋巴结影,大者短径约 1.0 cm。肝内未见异常密度灶,表面光滑,肝叶比例协调,肝裂不宽,肝内、外胆管无扩张。胆囊不大,壁不厚,

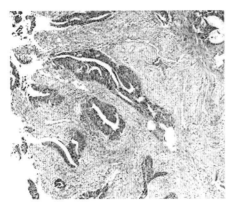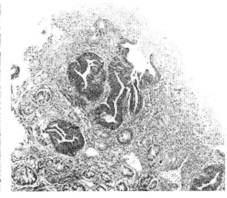

图 6-18 活检组织 HE 染色结果

内未见高密度灶;脾不大,质均匀;右肾肾盏内见点状高密度影,左肾见低密度影,直径约0.7 cm;腹部肠管未见明显管腔扩张及气液平面。腹膜后未见明确肿大淋巴结。腹腔未见积液。前列腺无增大,表面光滑,内见点状高密度影。膀胱充盈良好,壁不厚,内未见高密度灶。膀胱精囊角为锐角。盆腔内脂肪间隙清晰,未见积液及肿大淋巴结。

胸部+上下腹部+盆腔增强 CT 印象:①左肺上叶前段微小结节,建议复查。②心脏增大,冠状动脉硬化。③纵隔淋巴结增大。④右肾结石;左肾囊肿。⑤前列腺钙化灶。

(4) MRI 结果:直肠下段距离肛门约 4.3 cm 处肠壁不规则增厚,呈肿块样,最厚处厚约 0.74 cm,管腔偏心性狭窄,病灶长度约 3.8 cm,病灶突破浆膜层,周围脂肪间隙模糊,病灶距离环周切缘最近处约 1.6 mm。直肠上段距离肛门约 9.7 cm 处管壁不均匀环形增厚,最厚处厚约 0.82 cm,病灶长度约 3.5 cm。病变肠管周围及肠系膜间隙见约 7 枚小淋巴结影,较大者短径约 0.4 cm。骶前软组织水肿,见片状抑脂序列高信号影。前列腺形态、大小正常,外周带、中央带分界清晰,未见异常信号影;双侧精囊未见异常信号影。膀胱充盈欠佳,腔内未见异常信号影。第 5 骶椎见小片抑脂序列高信号影。增强 MRI:增厚直肠管壁明显不均匀强化,周围可见多发小血管集聚,血管内未见明显充盈缺损;肠管周围、肠系膜间隙小淋巴结明显均匀强化。余未见明显异常强化灶。直肠下段、上段肠壁增厚,考虑多源性直肠癌,CRM(一),EMVI(一)。

6. 诊断结果 超低位直肠癌。

（二）病例特点

老年男性，既往无特殊；超低位直肠癌。

（三）治疗方案

1. 手术名称　腹腔镜下直肠癌根治术。

2. 手术操作概况　麻醉成功后，患者取截石位，常规消毒，铺无菌巾。于脐上做一长约 12 mm 的纵行切口，置入气腹针，建立气腹，待腹腔压力达 12 cm H_2O，置入腹腔镜，平观察孔双腹直肌外侧，左下腹置入 5 mm Trocar，右下腹置入 12 mm Trocar 为主操作孔，顺时针旋转探查。盆腔可见约 10 mL 清亮腹腔积液，肝以及肠管表面未见明显转移结节，网膜与腹壁有粘连，术中再次行肛门指诊，确认肿块位于直肠后方，下缘距肛门约 1.5 cm，遂决定为患者行腹腔镜下直肠癌根治术。超声刀松解肠粘连后，沿中线于小骨盆入口平面切开乙状结肠系膜，以超声刀游离，向下至腹膜反折，向上至肠系膜下动脉及静脉根部，清扫血管周围淋巴结，给予 Hem-o-lok 夹夹闭并离断。沿乙状结肠系膜与腹膜后的疏松结缔组织间隙向左侧游离，注意保护生殖血管与输尿管。左侧切开乙状结肠侧腹膜并与中线对合，裁剪乙状结肠系膜。沿直肠后间隙及肛提肌上间隙向下游离，直至直肠系膜根部，切开膀胱腹膜反折并沿直肠前间隙向下游离，分离直肠前壁，直至肛提肌裂孔平面，继续向下游离至括约肌间沟，继续游离进入括约肌间沟，直至肛管皮肤，保留肛门外括约肌，以腹腔镜切割缝合器于肿瘤下方约 1 cm 处离断，在下腹正中做约 5 cm 长的辅助切口，引出远端直肠肿瘤肠管，并于肿瘤近端 10 cm 处离断、移除标本，消毒残端并置入吻合器蘑菇头备用。经肛门置入 25 mm 弯吻合器中心杆，于直肠断端处穿出，将蘑菇头与中心杆对合无误后击发，完成直肠与乙状结肠端端吻合，检查吻合口有无明显出血。将引流管置于骶前及盆腔，并分别自左、右侧腹壁引出固定，关闭盆底腹膜。将末端回肠从切口处提出，行末端回肠双腔造口术，分三层固定，缝合其他穿刺孔，以超声刀打开造口肠管，并以造口袋封闭。术毕，将手术切除标本向患者家属展示后常规送病理检查。

3. 手术操作关键节点展示

（1）第一次会师：No.253 淋巴结清扫及肠系膜下动脉结扎，如图 6-19 所示。

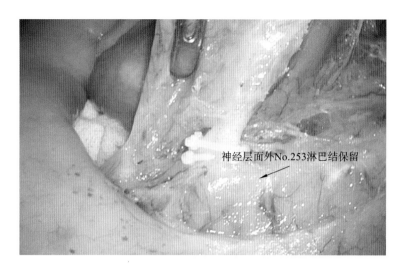

图 6-19　No.253 淋巴结清扫及肠系膜下动脉结扎

（2）第二次会师：系膜折叠区分离（图 6-20）与直肠骶骨筋膜的处理（图 6-21）。

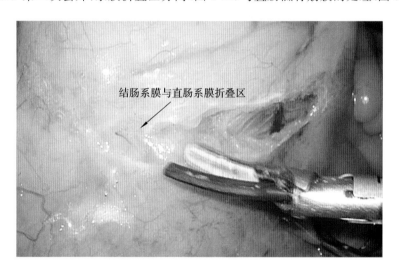

图 6-20　系膜折叠区分离

（3）第三次会师：邓氏筋膜的处理，如图 6-22 所示。

（4）第四次会师：神经血管束（NVB）的处理，如图 6-23 所示。

（四）术后病理结果

1. 肉眼所见

（1）送检吻合口近端及吻合口远端组织，已取材。

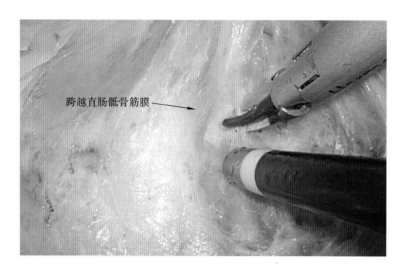

图 6-21　直肠骶骨筋膜的处理

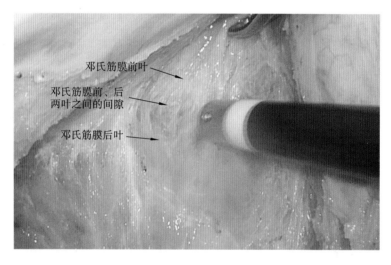

图 6-22　邓氏筋膜的处理

（2）直肠：肠管一段，长 8 cm，管径 3.5 cm，距一侧吻合口 0.5 cm、距另一侧断端约 4.5 cm 处可见一大小为 3.8 cm×3.3 cm×0.9 cm 的隆起型肿物，切面灰白，质中。

2. 病理诊断　直肠肿物切除标本：①（直肠）中分化腺癌，肿瘤大小约 3.8 cm×3.3 cm×0.9 cm，肿瘤浸润至浅肌层，未见脉管癌栓，未见神经受侵犯。②送检吻合口近端及吻合口远端组织未见肿瘤细胞。③环周切缘阴性。④肠系膜淋巴结（0/16）未见肿瘤转移。⑤免疫组化结果显示：CK20（＋），CDX-2（＋），villin（＋），SATB-2（＋），BRAF（－），EGFR（＋），HER-2（1＋），p53（－，

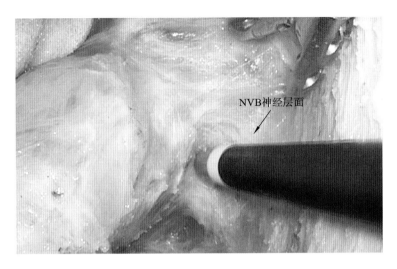

NVB神经层面

图 6-23 神经血管束(NVB)的处理

突变型），Ki-67（Li 约 70%）。MLH1（＋），PMS2（＋），MSH2（＋），MSH6
（＋）。这四种蛋白在肿瘤细胞核中表达明显，非肿瘤细胞可作为阳性内对照。
DNA 错配修复缺陷的发生率很低。免疫组化染色对检测 MSI-H 的敏感性为
90%～95%。大部分免疫组化染色结果阴性的 MSI-H 癌症发生于 Lynch 综合
征患者。因此，本例患者为 Lynch 综合征的概率很低，如图 6-24 所示。

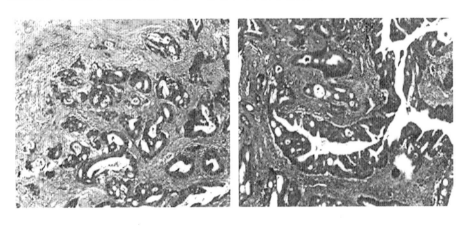

图 6-24 活检组织 HE 染色结果

（五）围手术期功能恢复情况

1. 肛门功能恢复情况 低位前切除综合征(LARS)评分：7 分（4＋3＋0＋0
＋0）。患者为回肠造口状态，不能控制排气和稀便漏出的情况较为常见，通过

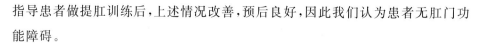

指导患者做提肛训练后,上述情况改善,预后良好,因此我们认为患者无肛门功能障碍。

2. 排尿功能恢复情况　国际前列腺症状评分(IPSS):4 分(1+1+0+0+0+0+0)。患者有尿不尽、尿频的情况,考虑为留置导尿管对尿路产生刺激所致,嘱患者多饮水并给予对症治疗,后症状缓解。因此,我们认为该患者无排尿功能障碍。

3. 性功能康复情况　勃起功能评分:21 分(5+4+4+4+4)。射精功能分级:Ⅰ级。患者术后勃起及射精功能未出现明显异常,对患者性生活无明显影响。

第七章

功能评估的方法

第一节　排便功能

一、直肠癌术后排便功能障碍发病机制

直肠癌术后患者常出现排便失禁、排便频率增加、排便紧迫感等排便功能障碍,恢复周期长,部分患者甚至无法恢复至原有水平,对其生活质量造成严重影响。直肠癌术后排便功能障碍的发病机制可能包括以下方面。

(一) 直肠结构改变和容积减少

直肠具有固有的储存容量和顺应性,允许在排空前适当储存粪便。直肠癌患者行 TME 切除病灶所在肠段后,齿状线上方仅留下几厘米的直肠,而后通常采用乙状结肠或降结肠与直肠残端吻合而形成新建直肠。新建直肠其实是由降结肠或乙状结肠替代而形成的,原本无储存粪便的功能,其肠腔直径小于直肠,并受到吻合口瘢痕的限制,容量显著下降。另外,结肠的感觉功能、运动及张力不同于直肠,导致新建直肠的顺应性降低,感知肠内容物的功能严重减弱。

肛门直肠角是肛管与直肠形成的自然夹角,正常状况下较为锐利并处于折叠状态。在排便过程中,该夹角变宽、变钝,有利于粪便排出。但是,手术治疗会改变肛管与直肠的生理状态,新建直肠与肛管形成的肛门直肠角是钝角,在部分患者中甚至近乎 $180°$,这也会导致排便功能障碍。

（二）神经损伤

肛管的感觉功能依赖于机械感受器的调控，肛管的感觉功能减退可能与TME 操作期间的神经损伤有关。齿状线上方约 2 cm 处存在较为敏感的神经末梢感受器，低位或超低位切除直肠可能会对该感受器造成损伤，进而使肛管的感觉功能减退。

直肠肛门反射包括直肠肛门收缩反射和直肠肛管抑制反射，这两种反射在肛门的排便节制功能中起着重要的作用。正常的直肠肛管抑制反射是由直肠内容物充盈膨胀所诱发的反射，这是下行性传出神经在肛管直肠通路的表现。患者行直肠癌根治术后，下行性神经通路被破坏，该反射消失。直肠肛管抑制反射被破坏的后果是大脑皮质对某些肠内容物（如直肠内气体或者粪便）的认知削弱，这样直肠协同运动的整体性被破坏，甚至可能出现反常收缩，大大影响了肛门的排便节制功能的发挥。低位前切除术尤其是超低位前切除术，由于在较低位横断直肠，直肠的传入神经纤维被破坏，肠壁的感受器也随之减少，使直肠肛门反射中断或部分中断，而且术中分离盆腔可导致部分支配肠壁的神经受损。在 TME 操作过程中，随着肠系膜下动脉根部的离断，支配左半结肠的交感神经几乎被完全离断，去神经的左半结肠与新建直肠的功能必然会受到影响。

（三）肛门括约肌损伤

肛门括约肌包括内括约肌、外括约肌和联合纵肌等。内括约肌维持肛管处于闭合状态，其与外括约肌共同作用，使肛管静息压高于直肠静息压，阻止了肠内容物的漏出。内括约肌属于平滑肌，由盆内脏神经支配，不能随意控制。内括约肌或者其支配神经的损伤会导致术后直肠肛管的顺应性下降，患者会无意识地漏出直肠内容物，即被动排便失禁。外括约肌属于横纹肌，可自我控制，受阴部神经的分支直肠下神经支配。外括约肌损伤则会导致无法控制的肠内容物漏出，如漏气、漏便，但能够感知排便紧迫和急迫性排便失禁。低位或超低位游离直肠，特别是在肛管内进行器械操作（如使用吻合器）时，可能会损伤内括约肌及其支配神经。而外括约肌功能障碍主要源于术中操作对壁内神经的损伤。

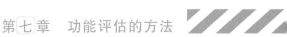

（四）其他原因

在手术前采取放疗能够促进直肠癌患者手术后的恢复，降低复发率，还可以提高直肠癌患者的保肛率，但术前放疗会对患者的排便功能造成负面影响。患者在接受放疗后，其直肠壁以及括约肌组织会发生进行性纤维化，对患者盆腔等造成影响，使患者直肠容量以及肛门静息压降低，对患者术后正常生活造成长远影响。

此外，一部分患者在术前可能就已经存在直肠排便功能紊乱的一系列症状，如便频、排便不尽、排便费时费力以及肛门坠胀等，少数患者还出现明显的会阴下降综合征，以及耻骨直肠肌的反常或矛盾性收缩。对于这部分患者，术前应判断排便功能障碍究竟是由肿瘤还是由术前存在的其他导致排便紊乱的因素引起，这对于决定是否选择保肛治疗尤为重要。

二、排便功能的评价方法

直肠癌术后直肠功能性容量下降、充盈协调异常，可导致患者出现排便失禁、排便频率增加等排便功能障碍，对患者生活质量造成严重影响。近年来很多学者致力于直肠癌术后排便功能的研究，因此，寻找规范统一的评价排便功能的实验方法，对功能性 TME 的研究具有重要意义。以下为常见的几种排便功能评价方法。

（一）Wexner 失禁评分

Wexner 失禁评分量表是 1993 年由 Wexner 等提出的适用于排便失禁患者的量表。由于排便失禁是直肠癌术后排便功能障碍中最为严重的症状，Wexner 失禁评分量表也常用于直肠癌术后排便功能的评价，如表 7-1 所示。该量表包括固体排便失禁、液体排便失禁、排气失禁、使用护垫、因失禁而影响生活五个部分，每个部分有总是、经常、有时、很少、从不 5 个选项。Wexner失禁评分为各项评分的总和，0 分表示无排便失禁，20 分表示肛门完全性失禁。Wexner 失禁评分量表简单易行、应用广泛，但对直肠癌术后患者缺乏针对性。

表 7-1　Wexner 失禁评分量表

项目	评分标准				
	从不	很少	有时	经常	总是
固体排便失禁	0	1	2	3	4
液体排便失禁	0	1	2	3	4
排气失禁	0	1	2	3	4
使用护垫	0	1	2	3	4
因失禁而影响生活	0	1	2	3	4

(二) 纪念斯隆-凯特琳癌症中心肠道功能问卷

纪念斯隆-凯特琳癌症中心(Memorial Sloan-Kettering Cancer Center, MSKCC)肠道功能问卷是 2005 年由 Temple 等针对直肠癌保肛术后患者制定的问卷。该问卷分为便频便急、排便受饮食影响、排便感觉异常三部分,共 18 个问题。侯晓婷等制定了中文版 MSKCC 肠道功能问卷,并验证了其在我国直肠癌保肛术后患者肠道功能评价中的信效度,结果显示其信效度良好。该问卷能特异、全面地评价直肠癌保肛术后患者的肠道功能(表 7-2)。

表 7-2　纪念斯隆-凯特琳癌症中心肠道功能问卷

序号	条目	评分标准				
		总是	经常	有时	很少	从不
1	在过去的 4 周里,您通常每天排便几次?	0~5 次*	6~10 次*	11~15 次*	16~20 次*	21~25 次*
2	摄入某种固体食物会增加您每天的排便次数吗?	1	2	3	4	5
3	饮用某种液体会增加您每天的排便次数吗?	1	2	3	4	5
4	排便后您会感觉您的肠道完全排空了吗?	5	4	3	2	1
5	您去厕所有规律吗?	5	4	3	2	1
6	前一次排便后,您会在 15 min 内再次排便吗?	1	2	3	4	5

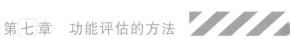

续表

序号	条目	评分标准				
		总是	经常	有时	很少	从不
7	您知道要排气（放屁）和要排便这两种感觉的区别吗？	5	4	3	2	1
8	您曾经使用过药物（如泻立停、止泻宁）来减少排便次数吗？	1	2	3	4	5
9	您曾经腹泻（不成形、水样便）吗？	1	2	3	4	5
10	您曾经排过稀便（略微成形、呈糊状）吗？	1	2	3	4	5
11	当您感觉要排便时，您能等待 15 min 再去厕所吗？	5	4	3	2	1
12	您能控制排气（放屁）吗？	5	4	3	2	1
13	您曾经通过限制摄入固体食物的种类来控制排便吗？	1	2	3	4	5
14	您曾经通过限制摄入液体食物的种类来控制排便吗？	1	2	3	4	5
15	白天时，您弄脏过（漏便）您的内裤吗？	1	2	3	4	5
16	白天时，您曾经在内裤里使用纸巾、尿布或垫子以防漏便吗？	1	2	3	4	5
17	睡觉时，您弄脏过（漏便）您的内裤吗？	1	2	3	4	5
18	您的肠道功能问题影响您的日常活动了吗？	1	2	3	4	5

注：*0～5 次对应 5 分,6～10 次对应 4 分,11～15 次对应 3 分,16～20 次对应 2 分,21～25 次对应 1 分。

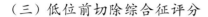

（三）低位前切除综合征评分

低位前切除综合征评分(low anterior resection syndrome score，LARS 评分)问卷由 Emmertsen 等于 2012 年制定。该问卷包含"您出现过不能控制排气的情况吗？""您出现过无意间漏出稀便的情况吗？""您每天的排便次数是多少？""您有过刚排完便 1 h 内又想排便的情况吗？""您有过非常急迫地想排便，必须马上上厕所的情况吗？"5 个问题，问题及各选项的得分是通过对 1143 例直肠低位前切除术后患者的随访确定的。曹兰玉等对低位前切除综合征评分问卷进行了汉化并验证了其信效度。该问卷简单易行、特异性好，近年来在低位前切除综合征相关临床研究中的应用越来越广泛(表 7-3)。

表 7-3 低位前切除综合征评分问卷

序号	条目	得分
1	您出现过不能控制排气的情况吗？	
	从未有过	0
	有，但每周不超过一次	4
	有，每周至少一次	7
2	您出现过无意间漏出稀便的情况吗？	
	从未有过	0
	有，但每周不超过一次	3
	有，每周至少一次	3
3	您每天的排便次数是多少？	
	每天排便 7 次以上	4
	每天排便 4～7 次	2
	每天排便 1～3 次	0
	每天排便不到 1 次	5
4	您有过刚排完便 1 h 内又想排便的情况吗？	
	从未有过	0
	有，但每周不超过一次	9
	有，每周至少一次	11
5	您有过非常急迫地想排便，必须马上上厕所的情况吗？	
	从未有过	0
	有，但每周不超过一次	11
	有，每周至少一次	16

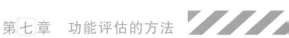

三、术后排便功能的影响因素

多种因素可以影响直肠癌保肛术后患者的肠道功能,现有的研究多关注手术因素和辅助治疗这两个方面。

(一)手术因素

手术因素包括术后时间、手术方式、吻合方式、是否行临时性肠造口、术后并发症等。随着术后时间的延长,多数肠道症状可以逐渐缓解,但在不同研究中,术后肠道功能恢复的时间不一致,通常认为,肠道症状在术后 6 个月内最严重,术后 1 年时基本稳定。不同的手术方式对患者术后的肠道功能有很大影响。对于中上段直肠癌,临床上常采用低位前切除术,该术式可对正常直肠肛管结构和相关神经造成损伤,术后患者的排便功能会受到一定程度的损害。对于低位直肠癌患者,若肛门外括约肌和肛提肌未受累,在保证环周切缘阴性的前提下常采用经括约肌间切除术(intersphincteric resection,ISR)。ISR 适用于肿瘤位置更低的患者,若在手术过程中肛门内括约肌受损,术后患者的排便功能相比于应用其他术式的患者往往更差。近年来,随着吻合器的普及,不利于患者术后排便功能恢复的手工吻合逐渐被机械吻合所取代。临床上除传统的结肠-直肠直接吻合术外,为了改善患者术后排便功能,也会选用结肠 J-pouch 吻合术或结肠-直肠侧端吻合术,这些吻合术的作用有待进一步研究证实。为避免吻合口受肠内容物污染及预防吻合口漏,直肠癌手术中常会使用临时性肠造口,并在术后行二次手术对肠造口进行还纳,然而近年来的研究表明,接受临时性肠造口的患者术后排便功能较差,是否使用临时性肠造口需要临床医生进行综合评估。临时性肠造口常在术后 3～6 个月关闭,为了减少术后并发症也可在术后 2 周内关闭。相比之下,早期关闭造口更有利于排便功能的恢复。另外,术后并发症也是影响患者术后肠道功能恢复的重要因素,有研究显示,发生吻合口狭窄或吻合口漏的患者术后排便功能更差。

(二)辅助治疗

除新辅助放疗之外,辅助放化疗也可能损伤患者的直肠黏膜和相关自主神经,进而加重患者肠道症状。不同的放化疗方案对患者排便功能的影响也存在差异,术前接受长疗程放化疗患者的排便功能劣于术前接受短疗程放疗的患者。

四、排便功能障碍的处理

目前尚无特异性的措施预防和治疗术后排便功能障碍。对直肠癌患者术后排便功能障碍,临床上常采用对症治疗及加强护理的方式处理。近年来的研究认为,进行排便功能训练(主要措施有提肛、缩肛、排便翻身训练)、调整饮食有助于改善直肠癌保肛术后患者的排便功能,神经生理调节治疗、生物反馈训练和中医药治疗也开始应用于术后康复治疗,可在一定程度上促进患者神经功能恢复。若保守治疗无效,则需进行手术治疗,严重失禁患者需行近端肠道造口,但上述干预方法均需进一步的临床证据支持。

(一)提肛训练

提肛训练可降低直肠癌保肛术后患者暂时性排便失禁的发生率并缩短术后排便失禁时间,在临床上应用较为广泛。提肛训练时间越早、持续时间越长,越能促进肛门括约肌有效协调收缩,最终实现有效控制排便。其训练方法如下:术后1周指导患者呼气时有意收缩盆底肌和肛门括约肌,吸气时放松,以手指入肛管内有紧缩感为准。掌握方法后鼓励患者自行锻炼,每日3次左右,每次10 min,长期坚持至术后3个月,直至排便功能恢复正常。

(二)饮食及药物调理

饮食及药物调理一般针对排便次数增加、排稀便等患者,鼓励摄入高纤维食物,并通过应用洛哌丁胺增加肛门括约肌张力。5-羟色胺(5-HT)在胃肠功能的调节中发挥着作用,关于5-HT受体激动剂与5-HT受体拮抗剂在改善排便功能方面作用的研究较多。直肠癌术后患者发生排便功能障碍的一个重要原因是新建直肠的高反应性,患者排便次数增多的症状类似于肠易激综合征腹泻型的症状,而$5-HT_3$受体拮抗剂(阿洛司琼和西兰司琼是强效可选择性$5-HT_3$受体拮抗剂)因其可以减慢结肠运转、钝化胃结肠反射和降低直肠敏感性,在临床上用于治疗肠易激综合征腹泻型。也许在将来,$5-HT_3$受体拮抗剂可以用于便频、排便失禁型直肠癌术后患者排便功能障碍的治疗。

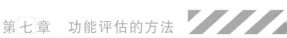

（三）骶神经刺激和经皮胫神经刺激疗法

骶神经刺激（sacral nerve stimulation，SNS）最初用于治疗排尿失禁，有学者发现 SNS 也可以有效治疗排便功能障碍。标准的 SNS 疗法分为效果评估阶段和刺激器永久置入阶段。其治疗机制可能是 SNS 促进了结肠的逆行性运动，同时减弱了结肠的顺行性运动，骶神经受到刺激后，肛门括约肌收缩，肠管静息压增加，使残余控便能力增强，从而改善患者排便失禁的症状。但 SNS 存在感染、电极位移、疼痛、肠功能异常等并发症。经皮胫神经刺激（percutaneous tibial nerve stimulation，PTNS）是一种侵入性神经调节技术，其治疗机制与 SNS 一样，经胫神经逆向刺激盆腔神经，最初被用于改善排尿失禁，但其在治疗直肠癌术后排便功能障碍中的效果也得到了临床验证。SNS 和 PTNS 作为术后排便功能障碍的有效治疗措施，其优劣性还需要标准化长期随访的高质量、多中心随机对照研究进一步验证。

（四）生物反馈训练

生物反馈训练是一种使用电子设备，以视觉和听觉信号的形式让患者通过屏幕感知或者理解，从而使患者大脑建立与盆底肌群之间的联系，重建或者修复已经受损的神经反馈通路，提高大脑控制盆底肌群收缩和放松能力的训练方法。生物反馈训练能显著改善直肠癌保肛术后患者排便失禁的症状，并增强肛管收缩能力，改善患者生活质量。其操作方法如下：首先于训练前向患者仔细讲解肛管直肠的解剖学特点和人体排便机制，并进行肛门指诊，了解其肛门括约肌收缩情况。然后患者取侧卧位，插入压力电极至肛管中，观察生物反馈治疗仪显示器上的波形并告知患者正常波形，指导患者如何用力，出现正常波形时提醒患者坚持使用此时的用力方式，每次训练 20～30 min，每日 3 次，以 2 周为一个疗程，当患者可以正确进行肛周收缩运动后可将训练次数减少至每日 2 次。

五、术后随访

根据 NCCN 指南，对于直肠癌分期 Ⅱ 期或以上的患者，术后应进行至少 5 年的随访。其中问病史和体格检查应每 3～6 个月 1 次，持续 2 年，2 年后每 6

个月 1 次。在术前及随访期间,应选择合适的问卷对患者的排便功能进行独立的评价。

第二节　排 尿 功 能

一、排尿功能的评估方法

尿流动力学检查是指借助流体力学及电生理学方法检查尿路输送、储存尿液及排尿功能的方法。其应用始于 20 世纪 20 年代,1927 年美国的 Rose 医生首先使用尿动力装置测定膀胱压力,1948 年美国的 Willord Drake 将尿流速度测定率先应用于临床研究中,1956 年瑞典的 Bodo von Garrelts 使用有孔导尿管测定尿道压力,而 1955 年 Franksson 等通过记录肌电图观察排尿肌的活动,标志着尿流动力学检查开始步入广泛应用阶段。随着计算机等设备和技术的进步,尿流动力学检查在 20 世纪 90 年代以后得到了迅速发展及普及。目前,尿流动力学检查已成为最常用的评估排尿功能的检查方法。

尿流动力学检查的内容包括上尿路尿流动力学及下尿路尿流动力学两个方面。前者主要利用影像学手段实时研究肾盏、肾盂、输尿管的尿液输送过程;后者则主要研究膀胱尿道储尿及排尿的过程。常用的尿流动力学检查技术包括尿流率测定,肾盂、膀胱、尿道压力测定,肌电图测定,动态放射学检查等。由于盆腔自主神经主要控制下尿路器官(包括膀胱、尿道),因此,应以下尿路尿流动力学检查为主。下尿路尿流动力学检查在临床中应用较为广泛。

(一)尿流率测定

尿流率即为单位时间内自尿道外口排出的尿量,其单位为 mL/s。尿流率测定可较为客观地反映下尿路储尿、排尿功能,为下尿路尿流动力学检查最基本而重要的项目,具有无创、价格低廉的优点,常用于排尿功能障碍的筛查。

本项检查的主要参数包括最大尿流率(maximal urinary flow rate,MFR)、平均尿流率、排尿时间、尿流时间及尿量等。其中意义最大的是 MFR 测定,一般尿量<200 mL 时,MFR 随尿量增加而明显增加;在尿量为 200~500 mL 时,

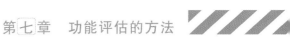

MFR 相对稳定;在尿量>500 mL 时,MFR 呈下降趋势。男性患者的 MFR 随年龄增长有下降趋势,而 50 岁以后 MFR 正常值则明显减低。一般认为,尿量≥200 mL 时,正常男性 MFR≥20 mL/s,而正常女性 MFR≥25 mL/s。MFR≤15 mL/s 时应考虑排尿功能异常,而 MFR≤10 mL/s 则为排尿功能明显异常的证据,提示患者有下尿路梗阻。

(二)排尿时膀胱尿道造影

本项检查属于动态放射学检查技术,常作为下尿路尿流动力学同步联合检查内容之一。检查时需向患者膀胱内注入造影剂,嘱患者排尿,在荧光屏上直接观察膀胱颈、尿道外括约肌的动态变化。

(三)国际前列腺症状评分

国际前列腺症状评分(international prostate symptom score,IPSS)表是目前国际通用的评估排尿功能的主观问卷调查表。它主要包括 7 个项目,每项评分 0~5 分,总分最高为 35 分,分值越高,表明排尿功能障碍越严重,详见表 7-4。该评分表具有方便无创、可操作性强、患者配合度高、评估内容较全面的优点,已被国内外学者广泛应用于排尿功能评估。IPSS 的总分范围是 0~35 分,0~7 分表示轻度排尿功能障碍,可予以观察;8~19 分表示中度排尿功能障碍,需要治疗;20~35 分则表示重度排尿功能障碍,需要积极治疗。

表 7-4 国际前列腺症状评分(IPSS)表

姓名		年龄		性别			住院号/ID 号		
项目	没有	在五次中少于一次	少于半数	大约半数	超过半数	几乎每次	分数		
是否经常有尿不尽的感觉?	0	1	2	3	4	5			
两次排尿的间隔时间是否经常小于 2 h?	0	1	2	3	4	5			
是否经常有间断性排尿?	0	1	2	3	4	5			
是否经常有憋尿困难?	0	1	2	3	4	5			

项目	没有	在五次中少于一次	少于半数	大约半数	超过半数	几乎每次	分数
是否经常有尿线变细现象？	0	1	2	3	4	5	
是否经常需要用力及使劲才能开始排尿？	0	1	2	3	4	5	
从入睡到早起一般需要起来排尿几次？	0次*	1次*	2次*	3次*	4次*	≥5次*	
总评分							

注：* 0次对应0分,1次对应1分,2次对应2分,3次对应3分,4次对应4分,≥5次对应5分。

临床上尿流动力学检查及 IPSS 被广泛应用于评估排尿功能,除此以外,超声检查测定膀胱残余尿量亦是简便实用的项目。一般而言,在膀胱排尿后,测定的膀胱残余尿量应少于 50 mL。对于小于 60 岁的患者,当膀胱残余尿量超过 50 mL 时,容易继发尿路感染,同时可视为存在排尿功能障碍;而超过 60 岁的患者,由于其膀胱逼尿肌收缩力下降,膀胱残余尿量常可达 50～100 mL,故一般需超过 100 mL 才考虑存在排尿功能障碍的可能。目前,国内外许多学者采用手术前后膀胱残余尿量值对比来评估直肠癌术后患者的排尿功能保护情况。Saito 等将排尿功能障碍按严重程度分为四级：Ⅰ级,功能正常,无排尿功能障碍;Ⅱ级,轻度排尿功能障碍,尿频,残余尿量<50 mL;Ⅲ级,中度排尿功能障碍,极少数情况下需导尿治疗,残余尿量>50 mL;Ⅳ级,重度排尿功能障碍,因尿失禁或尿潴留需行导尿治疗。

二、与排尿功能相关的解剖结构

自主神经功能障碍和急性尿潴留是肛门直肠手术的常见后遗症。统计显示,男性患者术后尿潴留的发生率(4.7%)高于女性患者(2.9%)。尿潴留不仅会使患者住院时间延长,还给患者生活质量带来不好的影响。

膀胱是位于骨盆耻骨联合后面的腹膜外肌肉器官。膀胱的大部分起源于泌尿生殖窦,但膀胱三角区起源于中肾管的中胚层。膀胱从输尿管接收来自肾脏的尿液并储存,尿液通过尿道排出。位于尿道上方的膀胱底部最固定,从耻

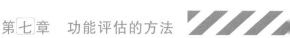

骨后方和直肠两侧进入盆腔的筋膜含一些与膀胱肌肉相连的平滑肌。当膀胱充盈时，这些筋膜会向上增大，至腹膜外的前腹壁，从而使腹膜与前腹壁分离。外科医生常利用这一特点进行耻骨上膀胱造口来治疗急性尿潴留。当膀胱充盈时，这些筋膜的形状会发生很大的变化。空虚时，膀胱是一个四面体，其顶点位于前面，有四个三角形表面：底面、上面和两个下侧面。膀胱颈位于底面和下侧面相交处，是膀胱最下面的部分，也是尿道内口的开口位置。在男性膀胱的正下方是前列腺，前列腺与膀胱颈部融合，但在女性中，膀胱直接位于尿道周围的盆腔筋膜上，膀胱后面是阴道的上部。前列腺后面是直肠的下 1/3，由邓氏筋膜隔开。邓氏筋膜是在直肠中 1/3 位置反折到膀胱上表面的腹膜前、后叶向下融合至直肠、前列腺和尿道之间形成的筋膜屏障，可以防止肿瘤在前列腺和直肠之间扩散。在女性中，则有相对应作用的直肠阴道隔膜。在直肠切除术中，邓氏筋膜、直肠阴道隔膜均具有重要的指导意义。膀胱的顶端是上表面的前角，并与一条纤维索（即脐正中韧带）相连，该韧带在腹膜外的中线向上到达脐部。脐正中韧带是脐尿管的残留物，其在胚胎发育过程中将尿囊膜与发育中的膀胱连接起来。脐尿管偶尔会在出生后仍保持通畅，导致尿液从新生儿的脐部排出，称为脐尿瘘。膀胱的上表面覆盖着腹膜，再上方通常为小肠。女性的子宫位于膀胱上表面之上。膀胱下外侧表面由充满脂肪的耻骨后间隙（即Retzius 隙）分隔，该间隙也是与肛提肌相关的前隐窝。膀胱底部有两个上外侧角（与输尿管相关），以及一个尿道起始处的下角。输尿管倾斜进入膀胱，形成黏膜下通道，防止尿液反流进入输尿管。男性输精管位于输尿管内侧。膀胱底部后面是男性的直肠或女性的子宫颈和阴道。在膀胱的内部，大多数黏膜和黏膜下层松散地附着在肌肉上，当膀胱空虚时形成小梁状的褶皱，充盈时则变平坦。在膀胱三角区，黏膜是粘连的，即使膀胱空虚也保持光滑。输尿管之间有一层黏膜隆起，称为输尿管间嵴。膀胱肌肉被膜是由交叉的、倾斜的束状纤维排列形成的。当膀胱肌肉被膜在慢性梗阻期间出现肥大时，膀胱呈典型的小梁状。肌肉被膜的圆形部分在尿道内口周围聚集形成尿道内括约肌。外纵平滑肌与横纹外括约肌向下融合，具有一种潜在的尿道作用，可在排尿结束时使尿液反流。膀胱的主要血液供应来自髂内动脉的上、下膀胱分支。膀胱静脉形成静脉丛，汇入髂内静脉；淋巴管则沿着膀胱血管走行，注入髂骨及主动脉旁淋巴结。

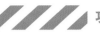

支配膀胱的神经：①交感神经：由脊髓胸 12 至腰 2 节段发出，为节前神经纤维，穿过交感神经干，经灰交通支进入腹腔神经节并走行到下腹下（盆）处与脊髓骶 2 节段发出的盆内脏神经（副交感神经）共同组成下腹下丛。下腹下丛再分出膀胱丛进入膀胱壁。膀胱丛发出抑制纤维支支配膀胱颈，通过前列腺丛支配前列腺前括约肌和前列腺，与副交感神经的突触交换产生调节作用。②副交感神经：由脊髓骶 2 节段发出，由节前纤维组成，进入膀胱神经丛。由膀胱神经内的盆神经节再发出节后神经纤维，其运动纤维支配逼尿肌，运动抑制纤维支配膀胱括约肌。③内脏感觉神经：膀胱有痛觉及本体感觉（即膨胀感觉）两种感觉神经纤维。痛觉纤维多走行于副交感神经内，少部分走行于交感神经内，脊髓内的痛觉纤维经脊髓丘脑束上行，本体感觉纤维经盆内脏神经、脊髓后根上行，位于脊髓薄束后索内。其中一些副交感神经（如左腹下神经）上升，与肠系膜下动脉一起分布于后肠器官（降结肠、乙状结肠、直肠）和盆腔器官的其余部分。直肠癌患者行 TME 后，出现性功能障碍比排尿障碍更常见；肛门直肠（会阴）手术则相反。在直肠癌患者行 TME 的盆腔入路中，从骶丛前部发出的交感神经和副交感神经在固有筋膜正上方的直肠系膜周围被分离。

邓氏筋膜分前、后两叶，其中前叶与覆盖肛提肌的盆腔筋膜下方连续，后叶与直肠固有筋膜外侧连续，前、后叶之间的间隙是直肠癌 TME 最佳的游离间隙。然而，值得注意的是，Walsh 神经血管束的后侧分支位于邓氏筋膜的纤维叶内。副交感神经位于膀胱后外侧直肠外侧韧带的外侧，广泛切除外侧韧带时可能引起副交感神经损伤。据报道，一种在 TME 期间增强自主神经识别功能的神经刺激器对副交感神经损伤的治疗有效率为 95%。尿道外括约肌是一种横纹肌，起自两侧坐骨支，在尿生殖膈深部环绕尿道膜部，后与会阴体相连。尿道外括约肌由骶丛的阴部神经支配。阴部神经既能使尿道外括约肌兴奋，也能抑制尿道外括约肌的活动。在经肛门全直肠系膜切除术（TaTME）中，判断尿道是否受损的解剖学标志：①Walsh 神经血管束；②前列腺下叶；③圆柱状的尿道球部。

三、不同手术方式对排尿功能的影响

1983 年，日本学者土屋周二首先开展 PANP 并在日本进行推广。近年各界学者也通过各种方式证明了保留盆腔自主神经的重要性。Fuji 等证明腹下

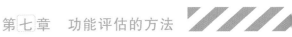

神经、盆内脏神经、下腹下丛及其膀胱支位于同一 T 形平面内,并指出整体保留盆腔自主神经对改善术后盆腔脏器功能障碍可能具有重要意义;Yamaguchi 等发现输尿管下方的系膜中平行分布着大量的腹下神经束,并不汇入神经丛,而是直接支配膀胱三角区,提示完整保留该层面神经结构对维持膀胱功能起关键作用。

在直肠癌切除术中,腹下神经和盆内脏神经受到损伤是众所周知的。据报道,尿路功能障碍的发生率为 10%～30%,勃起功能障碍的发生率为 40%～60%。排尿功能和性功能由发自上腹下丛的交感神经和副交感神经控制。在直肠系膜分离过程中,如果盆腔内脏筋膜与骨盆壁筋膜分离计划未得到认可和重视,这些神经可能会受到意外损伤。交感神经损伤会导致不稳定的膀胱和射精功能障碍,而副交感神经损伤则会导致逼尿肌收缩不足和勃起功能障碍。交感神经可在 90% 以上的患者中得到辨认,而位于骨盆深处的副交感神经成分的识别率则有很大的差异(53%～96%)。有经验的术者施行腹腔镜手术后,患者并发症发生率和短期肿瘤学结果与行开腹手术相当。然而,人们对于腹腔镜下 TME 后患者排尿功能障碍和性功能障碍的发生率知之甚少。超过一半的术后患者没有主诉;大约 1/3 的患者有夜尿症,这也是普通人群中经常出现的症状;72% 的患者的 IPSS 低于 10 分,没有 IPSS 超过 31 分的患者。

导致直肠癌术后患者发生排尿功能障碍的因素很多,主要包括以下几个方面:①手术直接损伤了支配膀胱的神经,使患者既无膀胱胀痛感也无排尿感,并出现膀胱逼尿肌与尿道外括约肌的协同作用失调。腹下神经损伤引起储尿功能障碍,盆神经损伤则导致排尿功能障碍。②直肠切除后骶前留下一个空腔,膀胱和前列腺后方缺乏支撑,膀胱在尿道膜部平面向后移位,造成膀胱颈梗阻,引起排尿功能障碍。③患者发生创伤性、无菌性膀胱炎,膀胱周围水肿及纤维化,导致膀胱壁变硬和收缩力下降。④患者不习惯卧床排尿、精神紧张及术后切口疼痛等,会影响排尿,导致尿潴留。⑤长时间留置导尿管,尿路发生感染的概率增高,导尿管长时间持续开放引起膀胱张力消失,排尿反射暂时消失,使膀胱功能障碍的发生率增高。⑥在插入及拔除导尿管过程中,机械损伤可使尿道水肿,增加排尿困难。

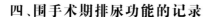

四、围手术期排尿功能的记录

对于所有实施盆腔自主神经保护的直肠癌根治术患者,术前应建立详细的个体随访记录。记录的内容如下。

(一) 手术前患者排尿情况

了解手术前患者日间排尿次数、每次尿量,夜尿次数、每次尿量,有无排尿困难、尿滞留、尿失禁等情况;了解患者手术前有无需要通过增加腹内压协助排尿的情况。

手术前患者行泌尿系统超声检查和尿流动力学检查,记录以下内容:膀胱的残余尿量、有无上尿路积水、(男性患者)有无前列腺增大。其中最重要的是记录患者膀胱残余尿量和具体分级。对于患者排尿情况,使用 IPSS 表进行详细记录。

(二) 手术后患者排尿情况

记录患者手术后拔除导尿管的时间及患者拔除导尿管后是否可以自行排尿。在手术后第 10 天,采用 IPSS 表调查患者排尿情况,包括排尿的主观感觉,日间排尿次数、每次尿量,夜尿次数、每次尿量,了解患者有无需要通过增加腹内压协助排尿的情况。有必要者,可复查尿流动力学,记录膀胱残余尿量。

五、术后随访

尿流动力学检查的方法按国际尿控学会推荐的标准进行,并按照直肠癌术后随访频率标准进行排尿功能随访,术后第 1、3、6、9 和 12 个月分别对患者进行泌尿系统超声检查,并详细询问患者排尿情况。1 年后每 6 个月随访一次,2 年后每年随访一次。若患者在围手术期或手术后发生明显排尿功能障碍,或泌尿系统超声检查提示存在异常,则应加上尿流动力学检查,每次随访均应详细记录患者残余尿情况,并且请患者完善 IPSS 表与生活质量评分(QOL)问卷,完善后与患者肿瘤随访结果一起放入患者随访档案。

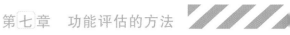

第三节　性　功　能

一、男性性功能

男性性功能主要包括勃起功能以及射精功能。

1. 勃起功能　阴茎海绵体小梁由平滑肌细胞和结缔组织构成。阴茎海绵体神经含有交感神经和副交感神经成分,前者来自脊髓胸 11 至腰 2 节段,后者来自脊髓骶 2 至骶 4 节段。骶部副交感神经受刺激时阴茎可胀大,胸腰部交感神经受刺激时阴茎疲软。阴茎背神经传递阴茎体、阴茎头皮肤及尿道和阴茎海绵体内的感觉。当副交感神经兴奋时,阴茎海绵体内小动脉及血管窦的平滑肌细胞舒张,阴茎海绵体血管窦扩张,动脉血流量增加,阴茎海绵体充血胀大,胀大的阴茎海绵体压迫白膜下的小静脉,使静脉流出通道关闭,盆底肌收缩也可压迫阴茎海绵体,使之进一步胀大、坚硬而产生勃起。当交感神经兴奋时,小动脉及血管窦的平滑肌细胞收缩,阴茎海绵体压力下降,静脉流出通道开放,阴茎开始疲软。因此男性患者出现勃起功能障碍的原因主要与直肠癌手术中阴部神经和盆丛损伤有关。其中直肠癌根治术中切断直肠侧韧带的过程会损伤盆丛,经腹会阴联合切除的范围过大会损伤阴部神经,这些都可能导致勃起功能障碍。

2. 射精功能　交感神经传出冲动,引起输精管和精囊平滑肌收缩,从而将输精管和精囊中精液移送至尿道,再借助阴部神经的传出冲动,使阴茎海绵体根部横纹肌收缩,从而将尿道内精液射出。脑的高级部位的兴奋通过下行途径,对脊髓的勃起中枢与射精中枢起作用。正常人性兴奋刺激来自各种感官,通过大脑影响脊髓反射活动。射精是包括勃起、发射和性高潮的一个复杂过程。勃起是指阴茎肿胀、变硬,该过程由骶神经丛和盆内脏神经或勃起神经支配。发射包括射精前收集精液并将其运送至尿道的前列腺部。随着膀胱颈和远侧尿道括约肌的闭合,尿道的前列腺部变成一个蓄精池。这将诱发射精,即精液通过尿道有节律地射出,这个过程中会阴部骨骼肌的参与是必不可少的。性高潮与射精紧密相连。在直肠癌根治术中,腹下神经居中线位置,行径较长。

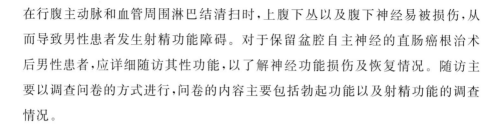

在行腹主动脉和血管周围淋巴结清扫时,上腹下丛以及腹下神经易被损伤,从而导致男性患者发生射精功能障碍。对于保留盆腔自主神经的直肠癌根治术后男性患者,应详细随访其性功能,以了解神经功能损伤及恢复情况。随访主要以调查问卷的方式进行,问卷的内容主要包括勃起功能以及射精功能的调查情况。

（一）男性性功能的评估方法

1. 勃起功能评估 阴茎勃起功能障碍是指阴茎持续（至少6个月）不能达到和维持充分的勃起以获得满意的性生活。目前国际勃起功能指数问卷表-5（international index of erectile function-5，IIEF-5）是最常用的评估男性勃起功能的方法,如表7-5所示。它包括5个项目,每个项目0~5分,总分最高为25分,分值越低,说明勃起功能障碍越严重。

表 7-5 国际勃起功能指数问卷表-5(IIEF-5)

姓名		年龄		性别		住院号/ID 号	

请根据您过去6个月的性生活实际情况回答以下问题,选择适当的编号标记(√)

项目	0	1	2	3	4	5	分数
对阴茎勃起及维持勃起有多少信心?	无信心	很低	低	中等	高	很高	
受到性刺激后有多少次阴茎能够坚挺地插入阴道?	无性活动	几乎没有或完全没有	只有几次	有时或大约一半的时间	大多数时候	几乎每次或每次	
性交时有多少次能在进入阴道后维持阴茎勃起?	没有尝试性交	几乎没有或完全没有	只有几次	有时或大约一半的时间	大多数时候	几乎每次或每次	
性交时保持勃起至性交完毕有多大的困难?	没有尝试性交	非常困难	很困难	有困难	有点困难	不困难	
尝试性交时是否感到满足?	没有尝试性交	几乎没有或完全没有	只有几次	有时或大约一半的时间	大多数时候	几乎每次或每次	
总评分							

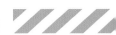

2. 射精功能评估　射精功能障碍包括早泄、不射精症和逆行射精。主要表现为性交时间很短就发生射精,或很长时间不能达到高潮就发生射精,以及精液未能从尿道射出体外,反而逆流到膀胱。与勃起功能障碍不同,射精功能障碍以考虑射精时间及射精能力失去控制造成的不良影响为主,指射精经常或总是在插入阴道后 1 min 左右发生,没有或缺乏延迟射精的能力,并给患者带来消极后果,如烦恼、痛苦、沮丧和避免性亲密接触等。射精功能分级如表 7-6 所示。

表 7-6　射精功能分级

分级	临床表现
Ⅰ	有射精,射精量正常或减少
Ⅱ	有射精,但可能出现逆行射精
Ⅲ	完全无射精

（二）术前调查

所有男性患者术前均进行性功能调查,以国际勃起功能指数问卷表-5 的内容为参考标准,填写调查问卷,主要侧重第 2、第 3 及第 4 个问题,以了解患者术前勃起功能。若患者在调查阶段内有过性生活或手淫,则进行射精情况调查。

（三）随访

随访的主要内容:术后 1 个月时,进行首次随访调查,并与术前基线评估相比,了解患者术后功能的动态变化。第一次随访时未能勃起或射精功能未恢复的患者,术后 2 个月时再次随访,如仍未恢复,则每 2 个月进行一次随访。直至术后 12 个月,仍未能恢复正常者,停止随访。

（四）心理治疗

术后患者基本恢复,接近出院时,对患者进行心理暗示,让患者知悉本手术为保留盆腔自主神经的术式,术后性功能有希望不受影响。若患者在术后第一次随访时,其勃起功能未能恢复,则直接告知患者其性功能有可能逐渐恢复,需增强患者信心,减轻患者焦虑情绪,并让患者积极进行全面的康复治疗,注意有无夜间阴茎勃起的情况。

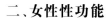

二、女性性功能

与男性患者相比,女性性功能障碍(female sexual dysfunction,FSD)目前仍未引起足够重视,但实际上 FSD 的发生率并不低于男性性功能障碍发生率。

(一)女性性功能的评估方法

目前女性性功能评估同样采用问卷调查的形式,应用最广泛的是女性性功能指数(female sexual function index,FSFI)量表。其主要内容包括性欲、性唤起、阴道润滑、性高潮、性满意度及性交疼痛共 6 个单项,每个单项由 2～4 个问题组成,共计 19 个问题。每个单项满分 6 分,总分 36 分。FSFI 评分越高,表示性功能越好。FSFI 评分≥25 分表示无 FSD,<25 分提示存在 FSD。性欲或性唤起单项得分<3.6 分提示性欲低下或性唤起困难,阴道润滑单项得分<3.9分提示阴道润滑困难,性高潮单项得分<4.0 分提示性高潮障碍,性满意度或性交疼痛单项得分<4.4 分提示性满意度下降或存在性交疼痛。

(二)术前调查

对于需要进行随访的女性患者,术前常规进行性功能与性生活情况调查。建立患者随访档案。但根据以往研究资料,直肠癌术后早期主动进行性生活的女性较少,因此女性患者的术后性功能随访存在一定限制。女性性功能随访主要采取问卷调查形式。

(三)随访

随访的主要内容:术后 2 个月时,进行首次随访调查,并与术前基线评估相比,了解患者术后性功能的动态变化。第一次随访时未能恢复正常性生活的患者,术后 4 个月时再次随访,如仍未恢复,则每 2 个月进行一次随访。直至术后12 个月,仍未能恢复正常者,停止随访。

(四)心理治疗

术后患者基本恢复,接近出院时,对患者进行心理暗示,让患者知悉本手术

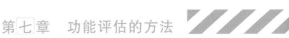

为保留盆腔自主神经的术式,术后性功能有希望不受影响。但不建议患者在 2 个月内过早恢复性生活。

参考文献

[1] 刘伟峰,洪雷鸣,张焕虎,等.直肠癌保肛术后排便功能障碍的研究进展 [J].中国医学创新,2017,14(33):145-148.

[2] 李兴旺,胡军红.直肠癌术后前切除综合征的研究进展[J].中华结直肠疾病电子杂志,2019,8(2):170-175.

[3] 刘晓波,童卫东.直肠前切除综合征的研究进展[J].中华结直肠疾病电子杂志,2015,4(2):166-169.

[4] JORGE J M,WEXNER S D. Etiology and management of fecal incontinence [J]. Dis Colon Rectum,1993,36(1):77-97.

[5] TEMPLE L K,BACIK J,SAVATTA S G,et al. The development of a validated instrument to evaluate bowel function after sphincter-preserving surgery for rectal cancer[J]. Dis Colon Rectum,2005,48(7): 1353-1365.

[6] 侯晓婷,庞冬,路潜,等.肠道功能问卷中文版在直肠癌保肛术后患者中的信效度研究[J].中华护理杂志,2014,49(12):1453-1458.

[7] EMMERTSEN K J,LAURBERG S. Low anterior resection syndrome score:development and validation of a symptom-based scoring system for bowel dysfunction after low anterior resection for rectal cancer[J]. Ann Surg,2012,255(5):922-928.

[8] MARTI W R,CURTI G,WEHRLI H,et al. Clinical outcome after rectal replacement with side-to-end,colon-J-pouch,or straight colorectal anastomosis following total mesorectal excision:a Swiss prospective,randomized,multicenter trial (SAKK 40/04)[J]. Ann Surg,2019,269 (5):827-835.

[9] GADAN S,FLOODEEN H,LINDGREN R,et al. Does a defunctioning stoma impair anorectal function after low anterior resection of the rectum for cancer? A 12-year follow-up of a randomized multicenter trial[J]. Dis

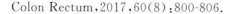

Colon Rectum,2017,60(8):800-806.

[10] KEANE C, PARK J, ÖBERG S, et al. Functional outcomes from a randomized trial of early closure of temporary ileostomy after rectal excision for cancer[J]. Br J Surg,2019,106(5):645-652.

[11] BREGENDAHL S, EMMERTSEN K J, LOUS J, et al. Bowel dysfunction after low anterior resection with and without neoadjuvant therapy for rectal cancer:a population-based cross-sectional study[J]. Colorectal Dis,2013,15(9):1130-1139.

[12] TOKORO T,OKUNO K,HIDA J,et al. Analysis of the clinical factors associated with anal function after intersphincteric resection for very low rectal cancer[J]. World J Surg Oncol,2013,11:24.

[13] DOWNING A,GLASER A W,FINAN P J,et al. Functional outcomes and health-related quality of life after curative treatment for rectal cancer:a population-level study in England[J]. Int J Radiat Oncol Biol Phys,2019,103(5):1132-1142.

[14] SARTORI C A, SARTORI A, VIGNA S, et al. Urinary and sexual disorders after laparoscopic TME for rectal cancer in males[J]. J Gastrointest Surg,2011,15(4):637-643.

[15] BASTIAN P J. Editorial comment on:nerves at the ventral prostatic capsule contribute to erectile function:initial electrophysiological assessment in humans[J]. Eur Urol,2009,55(1):154-155.

[16] WELEDJI E P, EYONGETA D, NGOUNOU E. The anatomy of urination:what every physician should know[J]. Clin Anat,2019,32 (1):60-67.

[17] KNEIST W,JUNGINGER T. Male urogenital function after confirmed nerve-sparing total mesorectal excision with dissection in front of Denonvilliers' fascia[J]. World J Surg,2007,31(6):1321-1328.

[18] YAMAGUCHI K, KOBAYASHI M, KATO T, et al. Origins and distribution of nerves to the female urinary bladder:new anatomical findings in the sex differences[J]. Clin Anat,2011,24(7):880-885.

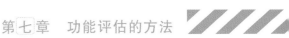

[19] QIAO Q,CHE X M,LI X Q,et al. Recovery of urinary functions after laparoscopic total mesorectal excision for T4 rectal cancer[J]. J Laparoendosc Adv Surg Tech A,2016,26(8):614-617.

[20] WANG X M,QIU A F,LIU X B,et al. Total mesorectal excision plus lateral lymph node dissection vs TME on rectal cancer patients:a meta-analysis[J]. Int J Colorectal Dis,2020,35(6):997-1006.

[21] EVENO C,LAMBLIN A,MARIETTE C,et al. Sexual and urinary dysfunction after proctectomy for rectal cancer[J]. J Visc Surg,2010,147(1):e21-e30.

[22] KIM N K,KIM Y W,CHO M S. Total mesorectal excision for rectal cancer with emphasis on pelvic autonomic nerve preservation:expert technical tips for robotic surgery[J]. Surg Oncol,2015,24(3):172-180.

[23] BÖHM G,KIRSCHNER-HERMANNS R,DECIUS A,et al. Anorectal, bladder,and sexual function in females following colorectal surgery for carcinoma[J]. Int J Colorectal Dis,2008,23(9):893-900.

第八章

盆腔自主神经切除后的治疗

第一节 排便功能障碍的综合治疗

一、结肠灌洗

结肠灌洗是利用灌肠剂的冲刷效应，将降结肠和直肠内的粪便排空，从而达到减少排便次数并控制夜间排便目的的方法。研究证实，在良好的居家指导下，该方法可以改善排便功能障碍。

二、盆底肌锻炼

盆底肌锻炼方法包括凯格尔训练、生物反馈训练等。凯格尔训练的核心原理：通过自主收缩肛提肌来增强肛提肌（尤其是耻尾肌）的肌力和增大其体积，进而达到改善排便失禁、增进肛门功能的目的。凯格尔训练安全又经济，但是短时间内很少有患者能主观感受到效果，治疗效果一般在 3 个月之后出现，患者需要坚持训练。生物反馈训练能够监控每次缩肛的运动幅度，利用仪器描记人体正常情况下意识不到的某些生物信息（如肌电活动等），并转换成可察觉的声、光等反馈信号，使人体学会有意识地控制自身的生理活动，从而纠正排便时肛门括约肌和盆底肌的不协调运动，提高盆底肌肉锻炼的效果，达到治疗目的。

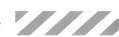

三、骶神经刺激

骶神经刺激(sacral nerve stimulation,SNS)是指通过对骶神经给予短脉冲电刺激,实现人为兴奋或抑制神经通路,影响骶神经支配的效应器官(如肛门内、外括约肌和盆底肌群),同时也可以刺激传入神经,抑制术后神经过度兴奋,改善直肠的敏感性,减轻直肠过度活动程度,恢复器官的正常功能,从而达到治疗目的的方法。此外,骶神经刺激还可以通过躯体-内脏反射刺激肛门括约肌,加强肌肉控制,实现肛门括约肌对排便的控制,达到治疗排便失禁的目的。该方法主要应用于保守治疗 1 年以上,便秘或排便失禁仍较严重的患者。

四、结肠造口手术

经过上述综合治疗后,若排便功能障碍仍然难以恢复,可以考虑进行结肠永久造口。推荐将造口前的治疗时限设为 2 年,如患者经过 2 年系统的治疗,仍有重度低位前切除综合征(low anterior resection syndrome,LARS)相应表现,可考虑改行结肠永久造口。结肠造口虽是救命的措施,但对患者的身体和自尊都是很大的刺激,患者不易接受。医护人员应根据患者的自理程度和情绪反应逐步教会患者造口的护理方法和注意事项,避免造口相关并发症(如造口周围溃疡、造口水肿、造口狭窄等)的发生;护理人员应及时了解患者的内心世界,给予患者心理安慰和鼓励。

第二节　排尿功能障碍的综合治疗

一、药物治疗

逼尿肌活动低下者,可应用 α 肾上腺素能受体阻滞剂,如特拉唑嗪、坦索罗辛、阿夫唑嗪等,降低尿道压力;同时可给予胆碱能制剂(如溴吡斯的明),以促进逼尿肌功能恢复。中医学将排尿功能障碍主要辨证为癃闭,脾肾两虚、肾阳不足、瘀血阻络等都可导致尿潴留,阳肾不足、膀胱气化不利者可考虑服用经方金匮肾气丸等。

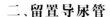

二、留置导尿管

药物治疗无效者可留置导尿管,一般认为需要保留至术后 7～14 日。直肠癌术后患者留置导尿管持续引流。若膀胱空虚,则容易使膀胱张力消失,排尿功能恢复缓慢。拔出导尿管后,患者会出现暂时性排尿功能障碍。有意识的盆底肌训练(可联合凯格尔训练)以及定期开放导尿管,通过主动、反复、持续的盆底肌肉收缩、舒张运动,支配膀胱的神经功能可得到一定程度的恢复,阻止膀胱肌肉萎缩,使尿道括约肌的作用加强,促进自主排尿功能的恢复,达到治疗目的。研究证实,盆底肌功能锻炼可有效地改善患者的尿流动力学指标,促进盆底肌功能恢复。

三、耻骨上膀胱穿刺置管引流

在留置导尿管及进行膀胱功能训练后仍存在排尿功能障碍者,可进行耻骨上膀胱穿刺置管引流,以减少因长期留置导尿管而引起的膀胱感染。

第三节　性功能障碍的综合治疗

一、心理干预

首先需要对患者及其性伴侣进行心理评估和疏导,最好在术前谈话时就充分强调术后性功能损伤的可能性,降低患者的负性心理反应,使患者采取积极行动应对疾病。术后积极进行随访与心理干预,也可以促进患者性功能的恢复。一项随机对照研究结果显示,获得心理干预的患者在术后 4 个月和术后 8 个月时,与未得到干预的患者相比,术后性功能恢复更好。心理疏导可包括以下几个方面:使患者正确认识性功能障碍出现的原因,消除焦虑、抑郁等不良情绪,注意自我调节,避免过度关注疾病;同时还要加强夫妻间有效沟通交流,树立信心,多尝试。

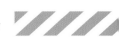

二、口服药物治疗

磷酸二酯酶 5 抑制剂(PDE5-I)是勃起功能障碍的一线治疗药物,包括西地那非、伐地那非、他达拉非等。PDE5-I 可以增强阴茎海绵体的舒张功能,使阴茎海绵体内血流增加,提高阴茎勃起的硬度,但并不能改善患者的性欲。Lindsey 等将 32 例直肠癌或炎性肠病术后勃起功能障碍患者随机分为两组,14例使用西地那非,18 例使用安慰剂,治疗组中 79% 的患者恢复了勃起功能,而对照组中仅 17% 的患者勃起功能恢复。但服用 PDE5-I 者易出现不良反应,如面部潮红、鼻出血、视觉障碍等,与含硝酸盐的药物(用于治疗心绞痛的药物)一起使用会导致危险的低血压,因此有相关危险因素的患者应谨慎使用。

三、真空负压勃起装置

真空负压勃起装置(VED)通过负压吸引,促使阴茎海绵体快速充血,同时在阴茎根部置压缩环阻止静脉回流,加速阴茎勃起,使阴茎达到足够的硬度。VED 有增加阴茎长度和硬度,恢复阴茎自然勃起及不受神经完整性限制的优点。VED 治疗勃起功能障碍的有效率为 65%~90%,适用于药物治疗无效的患者。VED 的不良反应包括阴茎疼痛、麻木、射精延迟等,并且使用时负压勃起时间不宜超过 30 min。

四、尿道内给药

在性活动之前,尿道内放置的前列腺素 E1 颗粒可通过尿道被机体吸收而进入阴茎海绵体,增加 cAMP 的水平,使钙离子水平降低,达到促进阴茎勃起的目的。研究发现,尿道内给药(intraurethral administration)和 PDE5-I 的治疗效果相似,但并发症较少,主要为尿道疼痛或烧灼感。

五、阴茎海绵体注射(intracavernous injection,ICI)

阴茎海绵体注射是指向阴茎海绵体直接注射血管性药物,使海绵体平滑肌舒张,海绵体充血而使阴茎勃起。可向阴茎海绵体内注射的血管活性药物主要有罂粟碱、酚妥拉明和前列腺素 E1。罂粟碱是平滑肌松弛剂,可模拟血管活性肠肽的作用,增加细胞内 cAMP 并降低钙离子对平滑肌收缩作用的影响,从而使平滑肌松弛,改善勃起功能。酚妥拉明是 α 肾上腺素能受体阻滞剂,通过受体介导反应而影响肾上腺素的作用,促使血管平滑肌松弛。罂粟碱与酚妥拉明联合注射已广泛用于勃起功能障碍的诊断和治疗,效果比单用罂粟碱更好,不良反应更少。然而,反复注射可引起阴茎海绵体纤维化,剂量过大常易诱发阴茎持续勃起。前列腺素 E1 的 pH 高于罂粟碱,引起阴茎海绵体结节形成及纤维化的可能性小,同时其半衰期短,体内不蓄积,因此,使用前列腺素 E1 的患者持续勃起发生率低。

六、阴茎假体植入

作为三线治疗方案,阴茎假体植入的安全性和有效性已得到认可,主要用于其他方法治疗无效、可以耐受手术的患者。尽管 20 世纪末,PDE5-I 在临床中应用广泛,使勃起功能障碍的治疗取得重大进展,但仍有约 20% 的勃起功能障碍患者在接受多次药物治疗后仍不能产生满意的勃起。在这种情况下,阴茎假体植入是唯一理想的选择。阴茎假体植入的优点是患者满意度高,不影响性快感、射精以及排尿,但是该手术可能发生感染、机械故障、三件套假体自发膨胀等。

▶▶ 参考文献

[1] 孙大庆,陈雨历,李守林,等. 排便障碍性疾病的生物反馈治疗[J]. 中华小儿外科杂志,2004,25(1):83-85.

[2] 泌尿功能障碍预防和康复协作组. 盆腔肿瘤术后泌尿功能障碍专家共识[J]. 中华泌尿外科杂志,2023,44(2):81-86.

[3] 胡月星,王举. 直肠癌术后低位前切除综合征的研究进展[J]. 国际外科学杂志,2021,48(5):346-350.

[4] WALD A, BHARUCHA A E, LIMKETKAI B, et al. ACG clinical guidelines: management of benign anorectal disorders [J]. Am J Gastroenterol,2021,116(10):1987-2008.

[5] HANNA D N, HAWKINS A T. Colorectal: management of postoperative complications in colorectal surgery[J]. Surg Clin North Am,2021,101

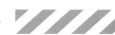

(5):717-729.

[6] NGUYEN T H,CHOKSHI R V. Low anterior resection syndrome[J].
Curr Gastroenterol Rep,2020,22(10):48.

[7] LUNDBY L,DUELUND-JAKOBSEN J. Management of fecal incontinence
after treatment for rectal cancer[J]. Curr Opin Support Palliat Care,
2011,5(1):60-64.

[8] STEGGALL M,TREACY C,JONES M. Post-operative urinary retention
[J]. Nurs Stand,2013,28(5):43-48.

[9] EVENO C,LAMBLIN A,MARIETTE C,et al. Sexual and urinary
dysfunction after proctectomy for rectal cancer[J]. J Visc Surg,2010,147
(1):e21-e30.

第九章

功能性 TME 的
围手术期护理

围手术期是指从决定手术治疗时起,到与本次手术有关的治疗基本结束为止的一段时间,包括手术前、手术中和手术后三个阶段。TME 患者手术前期需要数天至数周时间,以查清病情,做好充分准备,为手术成功创造最佳条件。手术后期,要采取综合治疗措施,防治可能发生的并发症,尽快恢复生理功能,促使患者早日康复。围手术期处理是为患者术后顺利康复所做的充分而细致的工作,包括术前准备、术中保障和术后处理三大部分,这与近年来提倡的加速康复外科(enhanced recovery after surgery,ERAS)理念一致。

第一节 术前准备与护理

一、术前宣教

术前宣教需要以多学科综合治疗协作组(multi-disciplinary team,MDT)的形式开展,医疗团队包括外科医生、护理人员、麻醉师等成员。术前应有针对性地与患者及其家属进行充分沟通,向患者宣教功能性 TME 围手术期的注意事项,包括肠道准备、饮食管理、功能锻炼等,尤其是对于需行肠造口的患者,还应进行针对性宣教与详细的指导,包括造口的日常护理及相关并发症处理等,以缓解患者焦虑、恐惧及紧张情绪,提高患者依从性,协助患者在围手术期更好地配合各项治疗,降低再住院率。

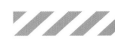

二、术前风险评估

术前要对患者的全身状况有足够的了解,查出可能影响整个病程的各种因素,包括患者心理状态,心、肺、肝、肾功能,内分泌系统、血液系统以及免疫系统功能等。因此,必须详细询问病史,全面地进行体格检查。功能性 TME 患者器官系统功能、营养状况、运动状况、睡眠状况、疼痛状况及心理状态是评估的重点。直肠手术患者以中老年人居多,运动量少,器官系统功能储备低,焦虑和睡眠障碍发生率高,可以通过握力试验、6 min 步行试验、学习与记忆测评、日常生活活动能力评定等进行筛查;评估及针对性治疗因恶性肿瘤所致的恶病质、放化疗不良反应、严重营养不良、中重度贫血以及严重内环境失衡等,以促进术后康复。

三、预康复

对于有可能影响患者术后康复的情况,应进行术前评估与调整,以减少并发症,促进患者康复。术前适当的运动锻炼有助于提高患者器官系统功能储备,降低术后并发症发生风险。患者可在术前进行有氧和抗阻运动,至少持续 2 周,每周至少 3 次,每次 40~60 min。结合我国国情,术前接诊后即开始对患者进行康复训练宣教和指导,针对围手术期容易诱发和(或)加重器官功能不全的多种因素,进行有针对性的运动训练,如握拳锻炼、扩胸运动、深呼吸训练、哈气排痰训练、腹肌加强训练、提臀缩肛训练、踝泵运动等,每天运动 1~2 次,每次 5~10 min,每项训练项目维持 5~10 s。

四、术前肠道准备

术前机械性肠道准备(mechanical bowel preparation,MBP)可致水、电解质丢失及紊乱,增高手术应激及术后并发症发生率。有研究显示,术前 MBP 不能使患者获益,并未降低术后并发症的发生率,MBP 联合口服抗生素治疗可显著降低手术部位感染的发生率。对于行腹会阴联合切除手术的患者,不在术前常规进行 MBP;对于行直肠前切除手术的患者,可选择口服缓泻剂(如乳果糖等)联合少量磷酸钠盐灌肠剂进行治疗;对于行中低位直肠癌保肛手术、术中需要肠镜定位或严重便秘的患者,术前应在应用口服抗生素的同时给予充分的

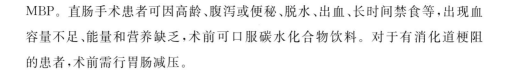

MBP。直肠手术患者可因高龄、腹泻或便秘、脱水、出血、长时间禁食等，出现血容量不足、能量和营养缺乏，术前可口服碳水化合物饮料。对于有消化道梗阻的患者，术前需行胃肠减压。

第二节 术中操作配合与护理

一、麻醉方案及管理

应选择全身麻醉联合切口局部麻醉药浸润，或全身麻醉联合中胸段硬膜外阻滞或周围神经阻滞等麻醉方式，宜用半衰期较短的麻醉药物诱导和维持；保持较深程度的肌肉松弛（简称肌松）状态，有助于术野充分显露，减少创伤应激。

手术前实施超声引导下神经阻滞，可有效减少术中阿片类和其他全身麻醉药物的用量，利于术后患者快速苏醒、胃肠功能恢复和早期下地活动等。对于开放手术，硬膜外阻滞镇痛效果较静脉注射阿片类药物镇痛效果更好，恶心、呕吐等不良反应更少，且有利于肠道的血流灌注；对于行腹腔镜手术的患者，不应行硬膜外阻滞镇痛，因鞘内吗啡、局部麻醉药浸润镇痛及患者自控镇痛等措施与之效果相当。

应用术中脑电双频指数（bispectral index，BIS）监测，维持适宜镇静深度（BIS 值 40~60），尤其适于老年患者，以减轻静脉麻醉药物相关的术后认知功能障碍程度。根据循环指标及平均动脉压监测等进行术中容量管理，预防性输注适量缩血管药物，有助于维持血容量，避免血容量不足或过负荷。血流动力学监测和心脏超声监测有助于指导急危重症和老年患者的容量管理。

腹腔镜技术的应用日益增多，气腹监测和管理十分重要。建立气腹前应补充患者血容量，以防止气腹压迫腹腔血管，造成回心血量减少而致低血压甚至心搏骤停。二氧化碳初始流速控制在 1 L/min。根据术野显露条件，维持气腹压力在 8~12 mmHg。患者处于气腹状态中时应加强血压、脉搏、气道压、$PetCO_2$ 和动脉血气动态监测，调整呼吸、循环参数，实施肺保护性通气策略，在气管导管拔出后鼓励患者进行"哈气排痰"，减少肺不张的发生。气腹结束时，切忌快速排出二氧化碳，避免发生二氧化碳排出综合征。气管导管拔出前应监

症、贫血患者,还应注意补充白蛋白等胶体溶液,维持胶体渗透压;对于合并严重心肺疾病、手术难度大、手术时间长等的高危患者,应采用目标导向液体管理方案,有助于减少心、脑、肺、肾以及消化系统等并发症,缩短入住 ICU 和总住院时间等。

第三节　术后护理

一、术后不适的处理和并发症的防治

(一)预防性抗血栓治疗

结直肠外科手术患者是围手术期发生静脉血栓栓塞(venous thromboembolism, VTE)的高危人群,未采用预防措施的结直肠癌手术患者,术后 VTE 发生率高达 10.59%。术后 VTE 发生的风险因素包括高龄、高血压、糖尿病合并肥胖、溃疡性结肠炎、晚期恶性肿瘤(Ⅲ~Ⅳ期)、高凝状态、糖皮质激素使用史、行腹腔镜手术、术后发生肠梗阻和吻合口漏等并发症等。通过临床表现(下肢肿胀、疼痛)、Caprini 评分、血管超声检查以及血栓弹力图监测,可进一步评估 VTE 发生风险。应用术后 ERAS 预防性抗血栓路径,可显著降低术后 VTE 的发生率。TME 患者术后下床活动前,如无禁忌,均应使用弹力袜和(或)间歇气动压缩(intermittent pneumatic compression,ICP)装置,或进行坐立状态下的适应性准备活动。对中高危患者建议采用机械加药物预防 VTE。低分子肝素或普通肝素可降低 VTE 的发生率和死亡率,且出血风险也较低。与单纯使用 ICP 装置比较,ICP 联合药物预防可降低肺栓塞和深静脉血栓形成的发生率。

(二)术后恶心、呕吐的防治

术前新辅助治疗、使用抗厌氧菌药物等均会增加术后恶心、呕吐的发生风险。直肠癌患者身体比较虚弱,手术后肠道的消化吸收功能较弱,如果出现恶心、呕吐,推荐预防性使用二联、三联止吐药物,术后尽早饮食,以恢复肠道功能。要少量、多次进食,尽量吃流质的食物,不要吃辛辣、刺激、油腻的食品,这

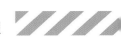

样可以改善恶心症状,还可以配合服用止呕的中药调理身体。如果恶心比较严重,有可能是由肠梗阻、肠粘连等引起的,这种情况则需要完善相关检查,解除肠梗阻、肠粘连等。适当按摩腹部,促进肠道蠕动,帮助消化,也可缓解恶心症状。

此外,术后患者出现恶心、呕吐还可能是因为患者过于紧张焦虑,交感神经受到刺激,从而出现胃肠道不适,建议患者适当放松心情,多与家人和朋友沟通交流,避免紧张过度,也可以采用心理暗示疗法进行处理。

（三）预防术后肠麻痹

术后肠麻痹的主要表现是不能耐受食物、肠鸣音消失、腹胀以及排气、排便减少。术后肠麻痹还会导致其他并发症的发生,是术后延迟出院的重要原因之一。目前尚无有效防治术后肠麻痹的药物,综合措施包括:明确肠麻痹病因并采取针对性治疗措施;不使用或早期拔除鼻胃管;联用超声引导的周围神经阻滞、硬膜外阻滞镇痛;减少阿片类药物的使用;避免围手术期液体负荷过重;行腹腔镜手术;尽早恢复经口进食;可咀嚼口香糖及使用爱维莫潘等药物。

（四）术后镇痛

对于开放手术或腹腔镜手术,行局部麻醉药切口浸润都是必要的。为避免肠麻痹、腹胀、恶心、呕吐、尿潴留,应尽量减少阿片类药物用量,可选择 κ 受体激动剂,κ 受体激动剂具有预防及治疗内脏痛的作用。切口疼痛还可能是术后肠粘连导致的疼痛,这种疼痛一般通过保持大便通畅,注意少食多餐,摄入清淡、易消化食物,会逐渐得到缓解。另外,手术局部有炎症反应,这种情况也会造成疼痛,可以应用一些抗炎药物。有的直肠癌术后患者还需要做辅助放化疗等综合治疗,如果放化疗有效,也可镇痛。

二、围手术期营养状态的评估及营养支持治疗

术前应对结直肠手术患者进行饮食管理宣教,在麻醉恢复期间,无呛咳、恶心、呕吐、腹胀和头晕,即可试饮水,观察不良反应,根据患者需求逐渐增量,术后 2 h 即可正常饮水。结直肠手术后早期（24 h 内）经口进食或肠内营养均不会导致感染或胃肠功能恢复延迟。术后早期开放饮食可提供能量、蛋白质,并

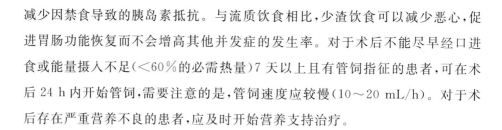

減少因禁食導致的胰島素抵抗。與流質飲食相比,少渣飲食可以減少惡心,促進胃腸功能恢復而不會增高其他并發症的發生率。對于術后不能盡早經口進食或能量攝入不足(<60%的必需熱量)7天以上且有管飼指征的患者,可在術后24 h內開始管飼,需要注意的是,管飼速度應較慢(10~20 mL/h)。對于術后存在嚴重營養不良的患者,應及時開始營養支持治療。

三、術后早期活動與康復訓練

有研究結果顯示,手術患者應于術后4~6周開始做康復訓練,術后患者早期下床活動和做康復訓練也有助于ERAS的實施。術后早期活動有助于排氣和胃腸功能恢復,減少肺部并發症及胰島素抵抗,預防心血管事件的發生,促進器官功能恢復。研究顯示,早期下床活動可以減少結直腸癌術后中、重度并發症的發生,術后24 h內下床活動可以縮短住院時間,術后1~3天開始活動是ERAS成功實施的重要環節。影響早期活動與康復訓練的因素如下:日常生活習慣、疼痛、營養狀況、留置管道、合并症等。

為了提高術后患者早期活動的依從性,術前應對患者進行宣教。在麻醉復蘇后,患者即可臥床進行康復訓練,做好下床適應性準備。術后第1天在陪護下站立、移步并行走,并逐漸增加運動量,每天堅持訓練,但需警惕運動時跌倒。直腸手術易影響盆底功能,需加強提臀縮肛訓練。康復訓練應延伸至術后日常生活中。

第四節　出院后生活指導與宣教

隨著我國醫療衛生水平的不斷提高與保留肛門手術標准的不斷完善,患者術后生活質量越來越受到重視。在手術之后應對直腸癌患者進行健康指導,讓患者了解在日常生活中應該怎么做以適應生活。此外還應該做好直腸癌患者的造口護理。保肛手術之后的排便、排尿和性功能障礙一直是影響患者的重要問題,為此需要對患者進行合理的出院后生活指導與宣教。應指導患者進行提肛訓練、飲食及藥物調理等,并囑其定期復查(詳見第七章)。

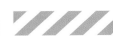

▶▶ 参考文献

[1] 刘琳,邓溧,冯龙.腹腔镜结直肠癌手术术中低体温预警模型的构建与验证[J].中国实用护理杂志,2022,38(20):1546-1553.

[2] 周淑玲,马婵珊,李威.腹腔镜直肠癌根治术患者的围术期护理[J].国际护理学杂志,2014,33(5):1034-1035.

[3] 柏丹,周冬兵,范雨诗,等.基于计划行为理论的康复护理对直肠癌保肛术后患者肛门直肠动力学和生活质量的影响[J].结直肠肛门外科,2023,29(4):401-407.

[4] 唐冰,许燕玲.快速康复外科理念在结直肠癌术后患者管道管理中的应用[J].中华现代护理杂志,2014,20(3):368-370.

[5] 刘妹女,张梦,何金华,等.老年患者腹腔镜结直肠癌根治术麻醉方法的改良:复合右美托咪定全身麻醉[J].中华麻醉学杂志,2022,42(4):426-429.

[6] 温文鸿,巴明臣,卿三华,等.直肠癌 TME 术围手术期处理体会[J].现代临床医学生物工程学杂志,2005,11(3):225-226.

[7] WEIMANN A,BRAGA M,CARLI F,et al. ESPEN guideline:clinical nutrition in surgery[J]. Clin Nutr,2017,36(3):623-650.

[8] TOROSSIAN A,BRÄUER A,HÖCKER J,et al. Preventing inadvertent perioperative hypothermia[J]. Dtsch Arztebl Int,2015,112(10):166-172.

[9] SOLLA J A,ROTHENBERGER D A. Preoperative bowel preparation. A survey of colon and rectal surgeons[J]. Dis Colon Rectum,1990,33(2):154-159.

第十章
结语与展望

第一节　功能性 TME 的研究进展与社会学意义

近年来,随着手术方式的精细化发展、手术理念的改革创新及医疗器械的更新换代,直肠癌患者的 5 年生存率已超过 60%,其中早期直肠癌患者术后 5 年生存率可达 80%～90%。但随着社会经济的发展及患者远期生存率的提高,人们不仅要求肿瘤得到根治,还越来越关注术后的生理功能与生活质量。截至目前,影响直肠癌患者术后生活质量的关键因素主要包括排便、排尿和性功能障碍。其中,直肠癌术后排便功能障碍发生率为 60%～90%,术后排尿功能障碍发生率为 30%～60%,术后性功能障碍发生率为 50%～70%。

随着 3D 高清腹腔镜、超声刀、达芬奇机器人等医疗设备应用的日益广泛和外科医生对术后器官功能保护重要性的进一步认识,越来越多的新的手术方式开始注重对盆腔自主神经的保护。例如,保留盆腔自主神经(PANP)的全直肠系膜切除术(TME)、神经指引的直肠系膜切除术(NOME)、膜引导的盆腔自主神经保留术(FOPANP)、保留邓氏筋膜的改良全直肠系膜切除术(iTME)以及筋膜导向腹腔镜直肠癌根治术等一系列术式。其中保留盆腔自主神经的 TME 在术中主动寻找盆腔自主神经,并将神经主干逐一剥离裸露后进行保护,而且神经的细小分支和周围滋养血管及保护组织一并被切除,这个过程不可避免地会对神经功能造成损伤。神经指引的直肠系膜切除术是以盆腔自主神经为手术标志,引导术者在筋膜层面进行系膜游离的术式。该术式在手术层面选择以

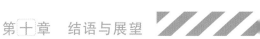

及神经保护操作上并未脱离保留盆腔自主神经的框架,尽管小样本数据显示该术式能明显降低患者术后器官功能障碍发生率,然而仍会发生一定程度的术后器官功能障碍,同样存在小的神经及交通支的损伤。膜引导的盆腔自主神经保留术则是以直肠周围筋膜作为引导,全程不暴露盆腔自主神经,最大限度地避免了手术对盆腔自主神经的影响。但是由于直肠周围存在多层和多种筋膜,经验不足的外科医生容易在不同筋膜层面间跳跃,导致出现神经损伤或直肠系膜破坏。保留邓氏筋膜的改良全直肠系膜切除术则主要针对邓氏筋膜周围的腹下神经进行保护,但是对于其他的自主神经(如上腹下丛、腹下神经等)保护未做进一步研究。而筋膜导向腹腔镜直肠癌根治术的核心思路是沿直肠固有筋膜进行直肠系膜的解剖和游离,确保直肠后间隙前、后两层筋膜(直肠固有筋膜及腹下神经前筋膜)的光滑完整,但是对于神经保护的作用未见一步说明及阐述,在对患者的随访结果中,与层面导向组患者相比,两组排尿功能障碍发生率、低位前切除综合征发生率及严重程度的差异均无统计学意义。

通过研究多种改进的保留神经的直肠癌根治术,我们发现许多术式的改进主要针对盆腔自主神经的保留,缺少对小的神经分支及交通支以及神经周围滋养血管的保护,因此术后同样会存在一定程度的器官功能障碍。而功能性TME是在腹腔镜直肠癌手术中,以神经层面为指引,解剖及游离全程维持在第一间隙的术式,不仅对盆腔自主神经主干进行保护,也保护了小的神经分支以及交通支,并且保护了神经周围滋养血管以及周围薄膜保护组织,降低了各种能量平台的热传导损伤,以及创面渗液、炎性介质等理化因素对神经的损伤,同时也减少了术后因保护性脂肪组织缺乏或滋养血管减少所引起的神经功能受损。

综上,功能性TME强调整个功能层面的保留,从而在根治肿瘤的同时,保全患者术后的泌尿、生殖功能。同时,我们推崇以人为本的手术理念,从生物-社会-心理角度制订手术方式,全面考量患者的生存获益,从而凸显功能性TME的社会意义,促进功能性TME的临床推广与应用。

第二节 后 TME 时代功能性 TME 的应用与推广

功能性TME是在常规TME的基础上发展演变而来的。常规TME强调沿筋膜平面进行锐性游离的重要性，从而更好地保护盆腔自主神经（PAN），如 Toldt 融合筋膜、腹下神经前筋膜和直肠骶部筋膜等。然而，这些筋膜平面的描述主要来源于基础的胚胎学概念，这可能会带来混淆，并导致术中出现"层面间跳跃"，并且常规 TME 仍存在一定程度的盆腔自主神经损伤。基于神经层面的概念，我们提出了功能性 TME 的手术方式。功能性 TME 与常规 TME 相比，在手术操作及神经保护方面有如下几个优点：①在功能性 TME 中，我们将 No.253 淋巴结分为神经层面内 No.253 淋巴结和神经层面外 No.253 淋巴结，沿神经层面进行锐性游离，神经层面内 No.253 淋巴结完全清扫，而神经层面外 No.253 淋巴结则并未清扫，因此能更好地保护肠系膜下丛。②在功能性 TME 中，我们在第一间隙内进行锐性游离，能在保证肿瘤根治的前提下最大限度地保护神经功能。③在功能性 TME 中，我们对 Waldeyer 筋膜通过加强牵引和反牵引的作用，辨认出神经层面上方的第一间隙，沿此间隙一直向尾侧游离，越过而不是切断 Waldeyer 筋膜直接进入肛提肌后间隙，因此骶前的毛细血管丛被神经层面所覆盖，肉眼不可见，并且一些细小神经（如下腹神经的交通支）也保存完好。因此，功能性 TME 不仅可以避免严重的骶前出血，还可以更好地保护神经。④在功能性 TME 中，我们沿着邓氏筋膜前、后两叶之间的间隙切开直肠前间隙，这不仅保证了病灶的根治性切除，而且保护了邓氏筋膜前层周围的神经。⑤在功能性 TME 中，从侧方到前方的游离是以神经层面为导向的，手术中不刻意暴露神经血管束（NVB），自然能避免 NVB 损伤。⑥功能性 TME 后直肠系膜和神经层面均完整，不仅保证了直肠癌的根治效果，也更好地保护了盆腔自主神经。

综上，功能性 TME 不仅遵循常规 TME 原则，而且遵循胚胎发育的一致平面形成规则，是对常规 TME 的进一步完善。对于肿瘤未突破直肠固有筋膜，可完成高质量 TME，同时术前存在规律性生活，对术后性生活有保留意愿的患者，我们推荐采取功能性 TME。我们相信，通过推动功能性 TME 的应用，将更大限度地改善患者预后及术后生活质量，从而造福更多的患者。

第三节　ERAS 背景下功能性 TME 的临床意义

ERAS 以循证医学证据为基础，通过外科、麻醉、护理、营养等多科室协作，

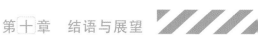

对涉及围手术期处理的临床路径予以优化,通过缓解患者围手术期各种应激反应,达到减少术后并发症、缩短住院时间及促进康复的目的。这一优化的临床路径贯穿于住院前、手术前、手术中、手术后、出院后的整个诊疗过程,其核心是强调以患者为中心、以人为本的治疗理念,对传统的围手术期处理原则做出了革命性的改变,甚至是与习以为常的传统围手术期管理模式相违背,改变了以往患者被动接受治疗的模式,改进了围手术期的优化措施,如术前宣教、术中保温、术后鼓励活动、咀嚼口香糖、疼痛评分、术后预防深静脉血栓形成等措施都是临床上易推广的"无风险、无难度"措施。鉴于腹腔镜微创技术的发展、吻合器械的更新,手术更加规范,安全性也得到提高,术前禁食方案、术前不行机械性肠道准备、不留置胃管、术中不常规放置腹腔引流管、术后早期下床活动及术后早期进食等围手术期处理措施也逐渐开始实施。ERAS 理念认为:①在肠道准备方面,不推荐对行结直肠手术的患者术前常规进行机械性肠道准备,防止患者体液及电解质的丢失,且不增高感染率及吻合口漏的发生率。②不留置胃管减少了手术前后对鼻、咽喉部位的刺激,降低了术后恶心、呕吐的发生率,同时降低了肺部感染的风险。③早期进食可降低肠道菌群失调的发生风险,保护肠道黏膜屏障,也不会加重肠麻痹,反而有利于胃肠功能的恢复,还可以降低术后腹腔及切口的感染率,缩短住院时间,并不增高吻合口漏的发生率。④提倡术后尽早下床活动,既能减少下肢深静脉血栓形成,也能降低坠积性肺炎、泌尿系统感染等并发症的发生率。

ERAS 在手术方式与手术质量方面强调:需根据患者肿瘤分期以及术者的技术水平等状况,选择腹腔镜手术、机器人辅助手术或开放手术等。由于创伤是患者最主要的应激因素,而术后并发症直接影响术后康复的进程,因此,我们提倡在精准、微创及损伤控制理念下完成手术,以减少创伤应激。同时,术者尤应注意保障手术质量并通过减少术中出血、缩短手术时间、避免术后并发症等促进术后患者康复。可见,功能性 TME 正是基于手术方式的革新,在保证肿瘤得到根治的同时,最大限度地保证患者的术后生活质量,这一手术理念与 ERAS 所遵循的理念不谋而合。功能性 TME 也在患者围手术期的关键环节进行合适有效的干预,从而在根本上改善患者的预后与术后生活质量,与 ERAS 相辅相成,为患者带来更大的生存获益。

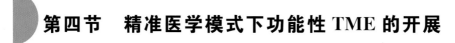

第四节　精准医学模式下功能性 TME 的开展

　　精准医学以个体化医疗为基础,应用现代遗传技术、分子影像技术、生物信息技术,实现肿瘤的精准分类及诊断,制订个性化肿瘤预防、诊断以及治疗方案。精准医学是集合传统医学方法与现代科技手段,科学认识人体机能和疾病本质,以最有效、最安全、最经济的医疗服务实现个体和社会健康效益最大化的新型医学范式。根据每例患者的个人特征制订个性化治疗方案是精准医学临床应用的愿景。

　　如前文所述,功能性 TME 具有诸多优势,然而,并不是所有直肠癌患者均能选择功能性 TME。在手术方案制订前,临床医生必须对患者的肿瘤分型、分期等情况做出准确诊断,并结合患者一般情况与患者意愿,综合制订治疗方案,达到精准治疗目的。以下情况不适合进行功能性 TME:①肿瘤广泛浸润周围组织;②直肠癌急诊手术(如急性梗阻、穿孔);③全身情况不良,经术前治疗不能纠正,存在严重心、肺、肝、肾疾病,不能耐受手术;④妊娠期;⑤不能耐受 CO_2 气腹;⑥既往有腹部手术史,粘连严重,以及既往无手术史,但有严重粘连。

　　在精准医学模式下开展功能性 TME,患者将从以下方面获益:①进一步提高治疗有效性;②进一步降低术后泌尿、生殖功能障碍发生率;③进一步节约医疗费用;④远期生存获益明显增加。

▶▶ 参考文献

[1] 郑朝旭,卢召.加速康复外科在结直肠癌中的应用[J].中华结直肠疾病电子杂志,2018,7(5):402-406.

[2] 吴劲松.结肠直肠癌手术的快速康复外科[J].外科理论与实践,2017,22(6):535-537.

[3] 李凯,郑勇斌,童仕伦,等.神经层面在腹腔镜直肠癌手术中对盆腔自主神经保护的意义[J].腹部外科,2022,35(3):224-227.

[4] LI K,HE X B,ZHENG Y B. An optimal surgical plane for laparoscopic functional total mesorectal excision in rectal cancer[J]. J Gastrointest

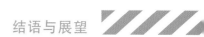

Surg,2021,25(10):2726-2727.

[5] LI K,HE X B,TONG S L,et al. Nerve plane:an optimal surgical plane for laparoscopic rectal cancer surgery? [J]. Med Hypotheses,2021, 154:110657.

[6] LI K,PANG P C,CHENG H,et al. Protective effect of laparoscopic functional total mesorectal excision on urinary and sexual functions in male patients with mid-low rectal cancer[J]. Asian J Surg,2023,46(1): 236-243.

[7] LI K,ZENG J J,PANG P C,et al. Significance of nerve plane for inferior mesenteric plexus preservation in laparoscopic rectal cancer surgery[J]. Front Oncol,2022,12:853662.